増補改訂版

20人にひとりの遺伝子

色弱の子を持つ すべての人へ

栗田正樹［著］

岡部正隆［監修］

北海道新聞社

［本文イラスト］栗田正樹

［増補改訂版］

色弱の子を持つすべての人へ　20人にひとりの遺伝子　もくじ

第4章　新しい常識へ

まえがき

私は色弱です。ＮＰＯ法人北海道カラーユニバーサルデザイン機構（北海道ＣＵＤＯ）のメンバーとして、全ての色覚の人に情報が伝わるような色使いをしてください、という活動をしています。二〇〇八年にアーティストやクリエイターに集まってもらい色弱の話をしました。

私が色弱であり、ものづくりであり、絵を描いたり、デザインをしたりという仕事をしている。色弱とはそもそも何か、どんな時に困るのか、どのような経験をしてきたのか、どのようにしたらさまざまな色覚を持った人に配慮したデザイン、つまり「カラーユニバーサルデザイン」になるのか、実は色弱の人の方が見分けやすい色もありそうだとか。それまでにも何度もいろいろな場所で話をしてきた内容です。この日もいつものように話をしました。

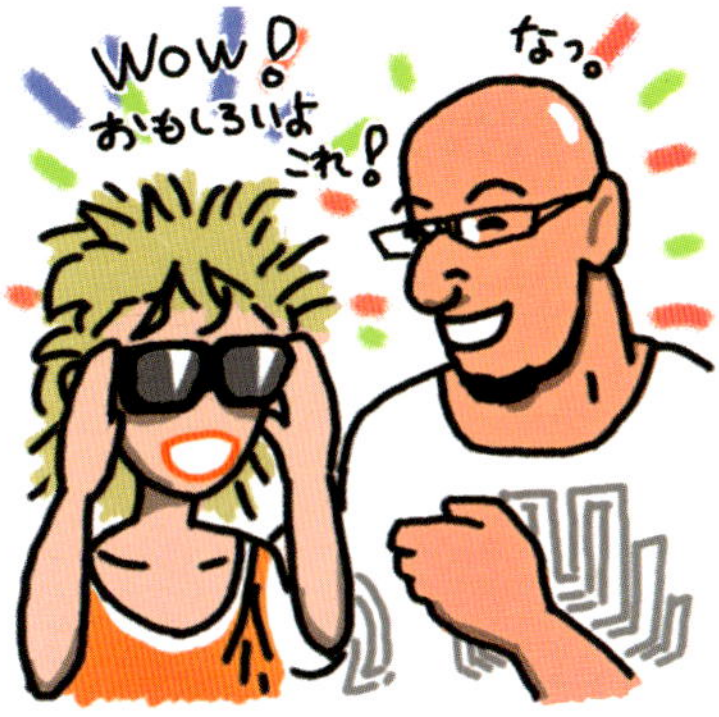

ところが、今までとは反応が違いました。色弱という特性を「違うのは何か理由があるはず」という好奇心いっぱいで聞いてくれ、そして話してくれました。ものをつくる、つくりあげるという立場の人ですから、「今までの世の中にないものをつくろう」という気持ちが強いのです。色弱そのものの特性に興味を持ってくれ、用意したバリアントール[※1]という色弱体験めがねをかけて、「これは面白いよ」とはしゃいでいます。一般の人にありがちだった「ええっ。こんな風に見えるの。かわいそう…」みたいなマイナスの反応ではなく、「こんな風に青が鮮やかにきれいに見えるのは楽しいね。実際にはもっと鮮やかに見えているんだろうね」とか話をしています。バリアントールは大人気で引っ張りだこでした。

クリエイターにとっては「違うことが面白い」ので、「同じなのはつまらない」のですね。

「色弱だからこそ見えてくる世界があるはずであり、色弱の人たちが創る世界が今までの世界を、より楽しく豊かに面白く変えてくれるかもしれない」と言ってくれました。「違い＝クリエイティブ」という視点は新鮮でした。そして「違いは個性だよね」「違いとはエネルギーだ」という感想もいただきました。違うからこそ楽しい。違うからこそ個性がうれしい。違うからこそエネルギーが生まれるというのです。みなさん「楽しかった。何か大きなヒントになりました」と言ってくれました。私も同じでした。

その時から、「色弱という遺伝子がなぜ、なくならずに今まで残ってきたのか？」「何か理由があるはず」ということに関心が向いていき、色弱の方が得意な事を探すようになりました。特に衝撃的だったのは「暗いところでは、周囲の色にカモフラージュしている昆虫を見つける能力は、色弱のサルの方が多数派の色覚のサルよりも三倍も優れている」という研究結果[※2]でした。その理由も興味深いものでした。四つの色センサーを持っていた初期ほ乳類が、夜行性として生き、二つの色センサーを不要だとして失い、後期ほ乳類となった。さらに彼らは進化し、サルとして木にのぼり昼間活動するようになる。二つ目の色センサーを分化させ、不完全ながら三つ目の色センサーを得た。しかし、その色センサーの情報を処理するため、輪郭を検出する脳の機能をそれに充てた、というのです。[※3] いわゆる正常色覚は色弱よりも形を検出する力が弱くなっているらしいのです。

二〇一五年秋の北海道ＣＵＤＯのイベントでは、「色覚チャレンジ！」と称して「色弱の方が読み分けやすい色を使った点々の集合体で図を描く」ということを試みました。会場に何枚もの図を並べたところ、来場した色弱の人たちは嬉々としてスラスラと読みます。でも、いわゆる正常色覚の人たちはなかなか読めません。色弱という今まで「弱者」とされていたものが、ある条件では「強者」となり「種の保存のために必要だった」ということを少しだけ証明できました。

他にも同様に、遺伝的な少数派はいます。自閉症スペクトラムなどもそうでしょう。現代社会では理解されにくく「変わり者」扱いされています。でも彼らがいなければ人類の進歩も生き残りもなかったのです。エジソンやアインシュタイン、最近ではスティーブ・ジョブズやザッカーバーグなどがそうかもしれません。ヒトという種は正に多様性によって生き残り、発展してきた。変わり者、少数派、変人…がいなければ、私たち人類はここまで多様な文化や歴史を紡いでこなかったでしょう。色弱という少数派のことを掘り下げることで、「多様性の素晴らしさ」にたどり着きました。そしてさらにその先には「多様性の意味を理解し、認め、大切に考えること」があり、延長線上に世界の平和が見えてくるのかも知れません。

最初にこの本が出版され六年が過ぎた頃、クラスに色弱の子がいるという小学校の養護の先生と担任の先生から相談を受けました。彼の色覚を、クラスメイトに分かってもらいたいという保護者からの要望にどう応えたらよいのかと。保護者・養護・担任・教頭・そして北海道ＣＵＤＯの谷越理事長と私が小学校に集合しました。充分な話し合いを経て、養護の先生が小学一年生のクラスのみんなに話すという結論になりました。その内容を本文の第四章で紹介しています。やさしさに満ちた心のあったかくなる文章の中に「み〜んなちがって、み〜んないいんだね」とあります。

私の好きな金子みすゞの詩「私と小鳥とすずと」をここに引用します。

わたしと小鳥とすずと

わたしが両手をひろげても、
お空はちっともとべないが、
とべる小鳥はわたしのように、
地面《じべた》をはやくは走れない。

わたしがからだをゆすっても、
きれいな音はでないけど、

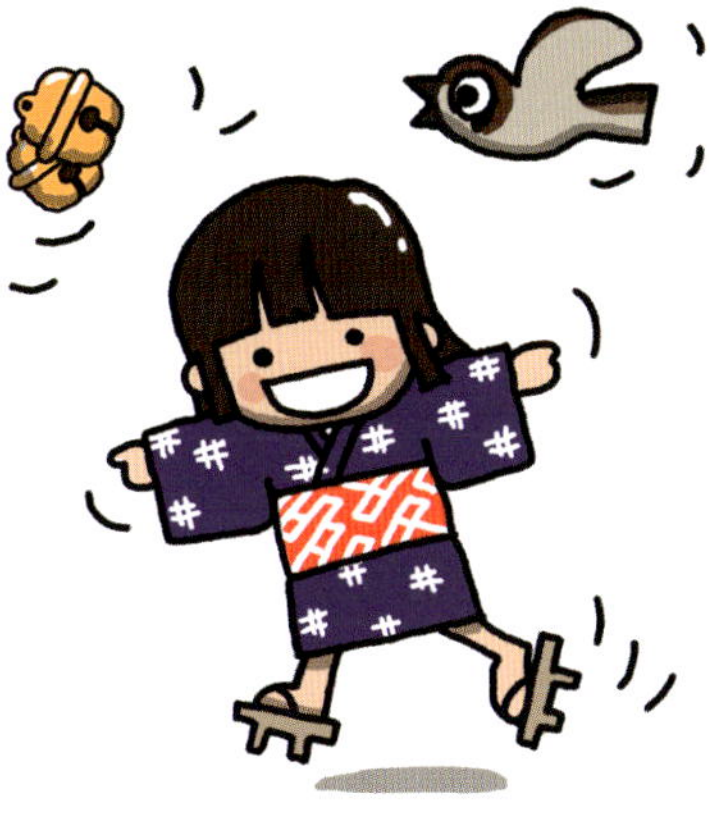

あの鳴るすずはわたしのように
たくさんなうたは知らないよ。

すずと、小鳥と、それからわたし、
みんなちがって、みんないい。

「金子みすゞ童謡集　わたしと小鳥とすずと」（ＪＵＬＡ出版局）より

※１　バリアントール　伊藤光学株式会社　色弱模擬フィルタ　用途
一般色覚者が色弱の人の色判別の不自由さを体験するためのカラーユニバーサルデザイン・支援ツール　メガネ型　ルーペ型の２種類がある。
※２　アマンダ・メリンによる研究
７５、１５７ページ参照
※３　齋藤慈子による研究

第1章

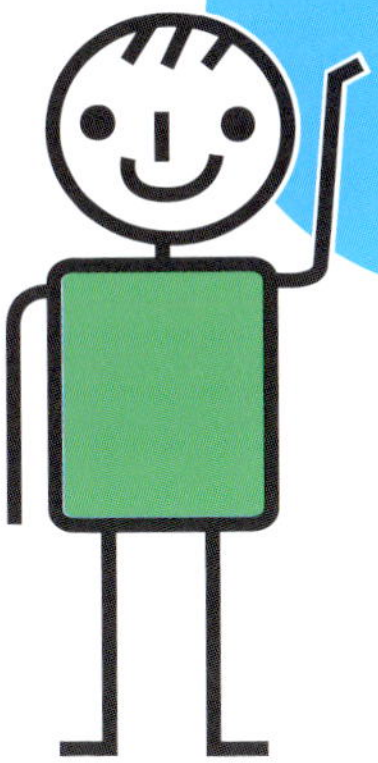

私の体験

1 子供のころ

おじいちゃんは色弱の薬剤師

私の母方のおじいちゃんは色弱でしたが、戦前、戦中、薬剤師をしていました。当時、色弱では薬剤師になれなかったため、試験に落ち続けたそうです。しかし、優しい時代だったのか、二十回目の試験で温情試験官が通してくれたという話を聞きました。祖父には、私の母を含めて五人の子がいて、息子二人

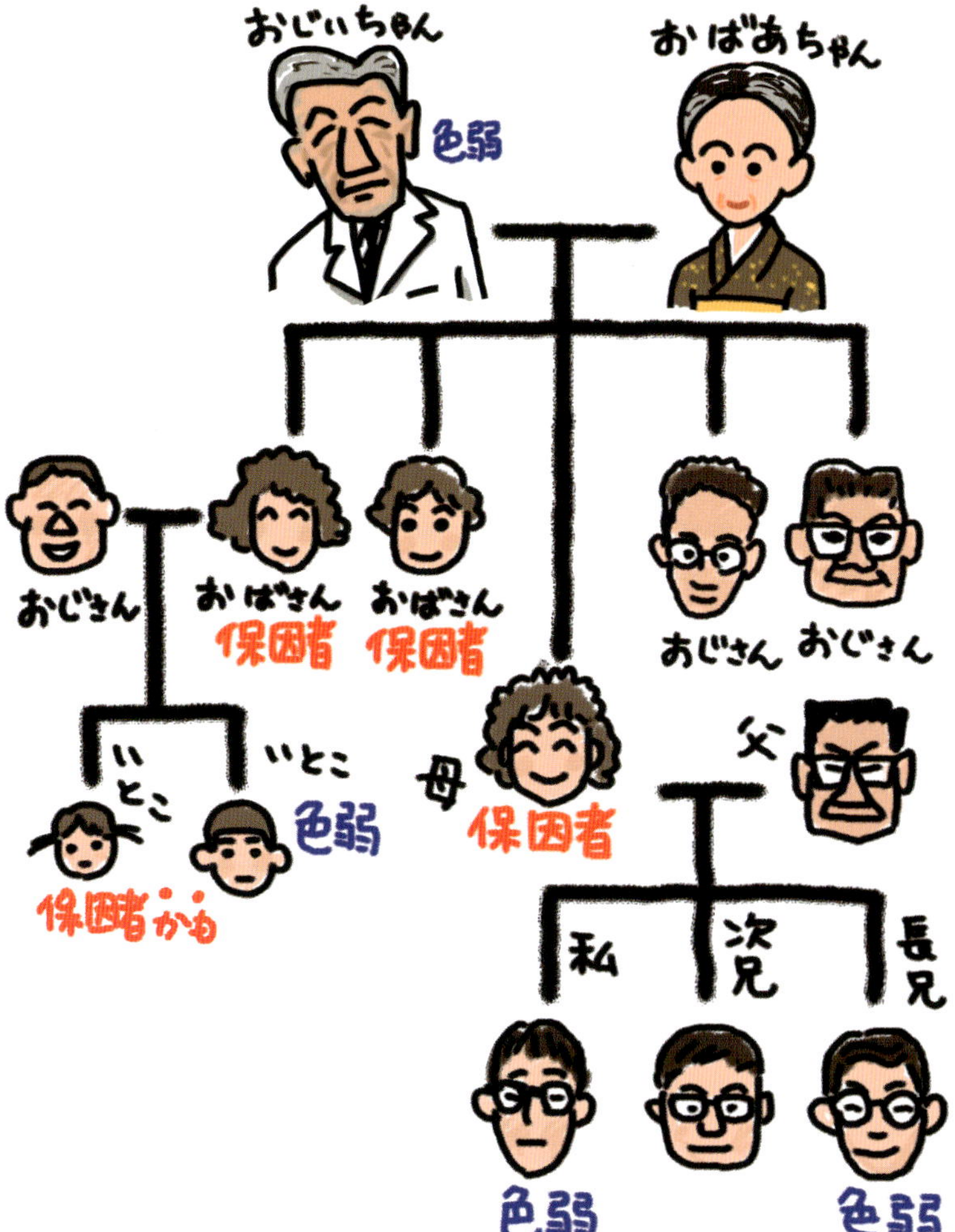
おじいちゃん
色弱
おばあちゃん
おじさん
おばさん
保因者
おばさん
保因者
おじさん
おじさん
いとこ
いとこ
色弱
保因者かも
母
保因者
父
私
次兄
長兄
色弱
色弱

は医者と歯医者でしたから、孫に色弱が遺伝するという知識がありました。私の一番上の兄は色弱ですが、二番目の兄はそうではありません。いとこにも色弱がいます。彼は北海道大学歯学部を出て歯科医になりました。

★第５章１２６、１２７ページの遺伝の図もご覧ください

色弱に気づいた母

母は、はしの選び方で私が色弱だと気づきました。私が緑色と茶色のはしを一本ずつ使っているのを見て母は「これとこれが同じ色に見えるの？」と尋ねました。私は「同じかなあ、違うかなあ。たぶん同じ色だと思うけど…」と答えました。母はその時「ああ、この子も長男と同じように私の遺伝で色弱になってしまった。かわいそうに。申し訳ないなあ」と思ったそうです。がっくりしたような母を見て、私も何となくすまない気持ちになったのを覚えていま

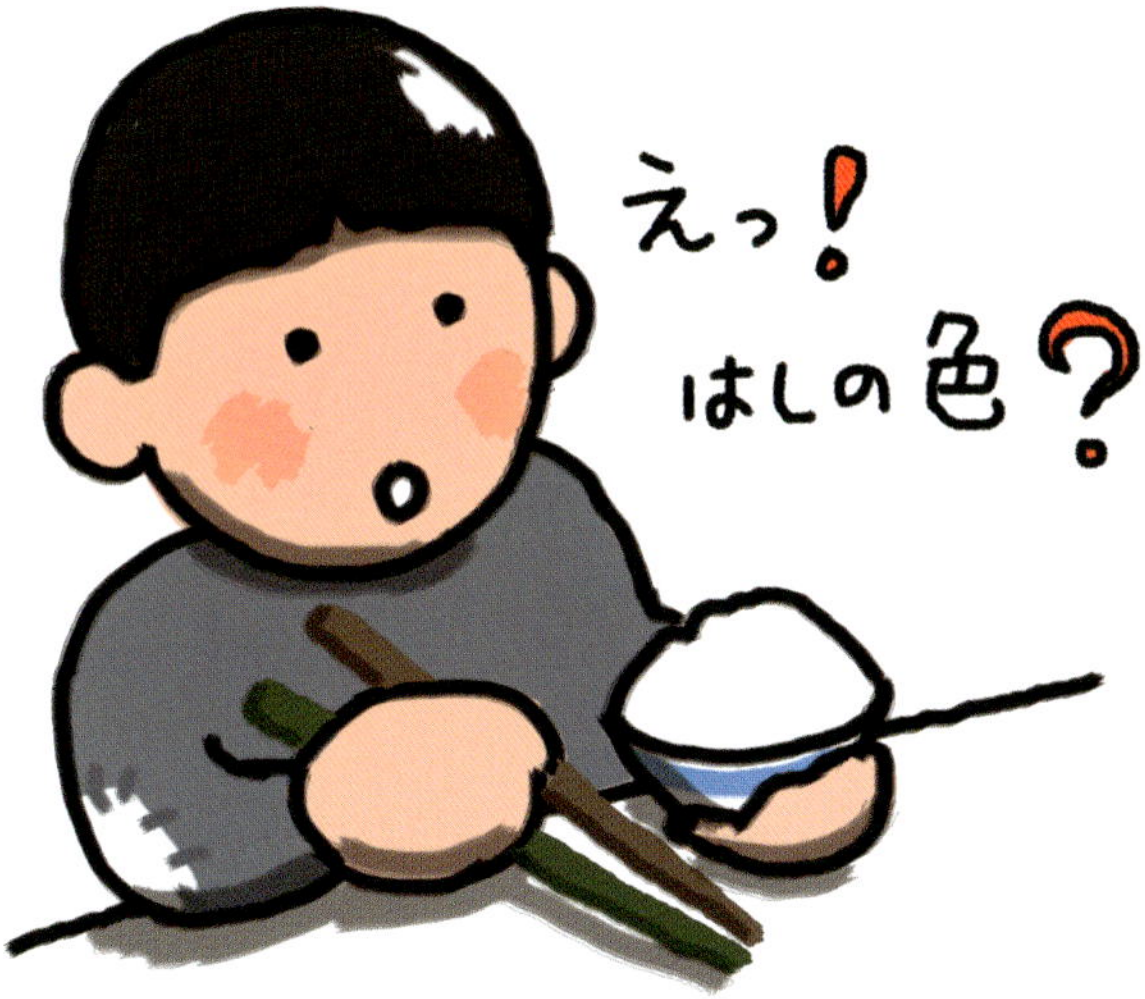

す。母には何の責任もありませんし、私にも責任はありませんが、何だか「私が悪いことをした」ような気がしたのです。

母を悲しませたくないという気持ちは子ども心にもあったようです。母の様子を見て「自分はお母さんを悲しませたのかしら?」と思ったのかもしれません。その時、母にきちんとした知識と覚悟があれば「色弱でも何の問題もないはず」という気持ちになれたでしょう。母親の心の動きは、とても大事です。「この子が色弱になったのは私のせい」と思わずに、誇りを持って「色弱の世界でしっかりと生きていってほしい」くらいの気持ちで明るく接していただければと思います。当時（約六十年前です）、そのように思うのは難しいことだったかもしれません。でも今は色弱の人にとって、ずっと生きて行きやすい世の中になっています。「色弱は個性のひとつ」。これからのお母さんはそんな気持ちでいてください。

小さなころから絵が好き

私は小さなころから絵が大好きで、毎日のように鉛筆やクレヨンで絵を描いていました。でもクレヨンの色がたくさんあると、よくわからなくなりました。クレヨンが小さくなると巻紙がとれてしまいますし、互いに色がくっつきあって、さらに区別しにくかったのを覚えています。深緑と茶色の区別がつかなくて、明るいところで塗ってみて確認したりしていました。それでも、あま

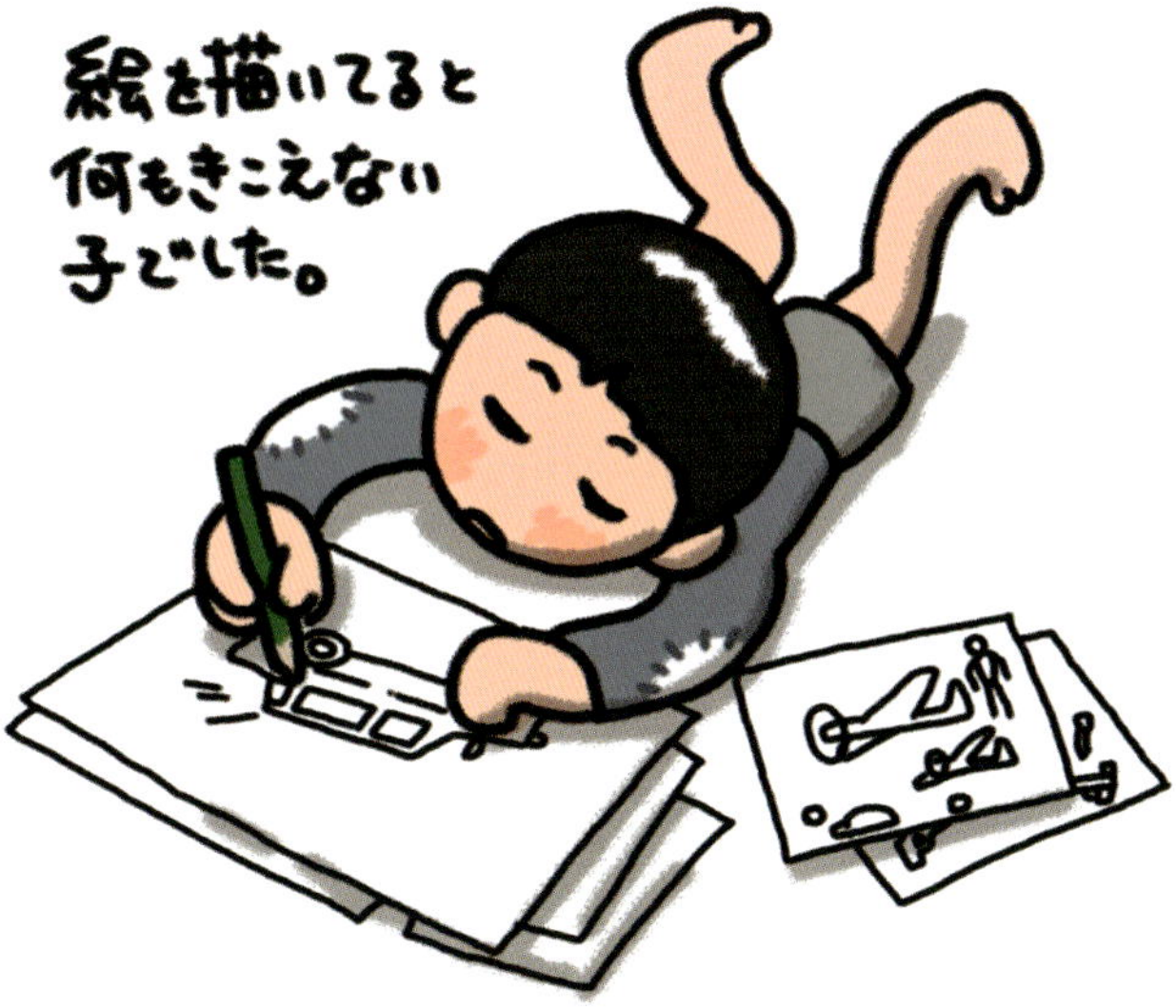

り気にならずに楽しく絵を描いていました。幼稚園の時には一冊十円の自由画帳を一日で使い切ってしまい、代わりにちらしの裏紙やわら半紙を与えられました。飛行機や自動車、月光仮面や赤胴鈴之助といった、さまざまな絵を量産し続けました。

小学四年生と五年生の時には、故郷の茨城県古河市の写生大会で一等賞をもらったこともあり、水彩絵の具もうまく使っていたようです。ただ、あまり混ぜると色が分からなくなるので、何色と何色を混ぜたかをよく覚えておいて「この色は緑系の色」と頭で整理しながら塗っていました。それでも時には間違うことがありました。自分では空を薄いオレンジ色に塗ったつもりで、緑色に塗ったのです。でも、それは「物語の絵」だったので、先生は逆に不思議な色使いをほめてくれました。中学の時には印象派のように、絵の具の原色をそのまま使いながら点描画風に描いたこともあります。美術の先生には「これは面白いねえ」と、またほめられました。小学校から中学校まで図工はずっと「5」でした。自慢話ですみません。

色覚検査は暗い気持ち

でも、学校で行われた色覚検査ではいつも暗い気持ちになりました。どうして自分だけが分からないのだろうと思いました。「石原式」と呼ばれるモザイク模様の検査表には、いい思い出がありません。今でも点々の集合体が円形になっている図を見ると「何か字や図が描いてあるのかな」と不安な気持ちにな

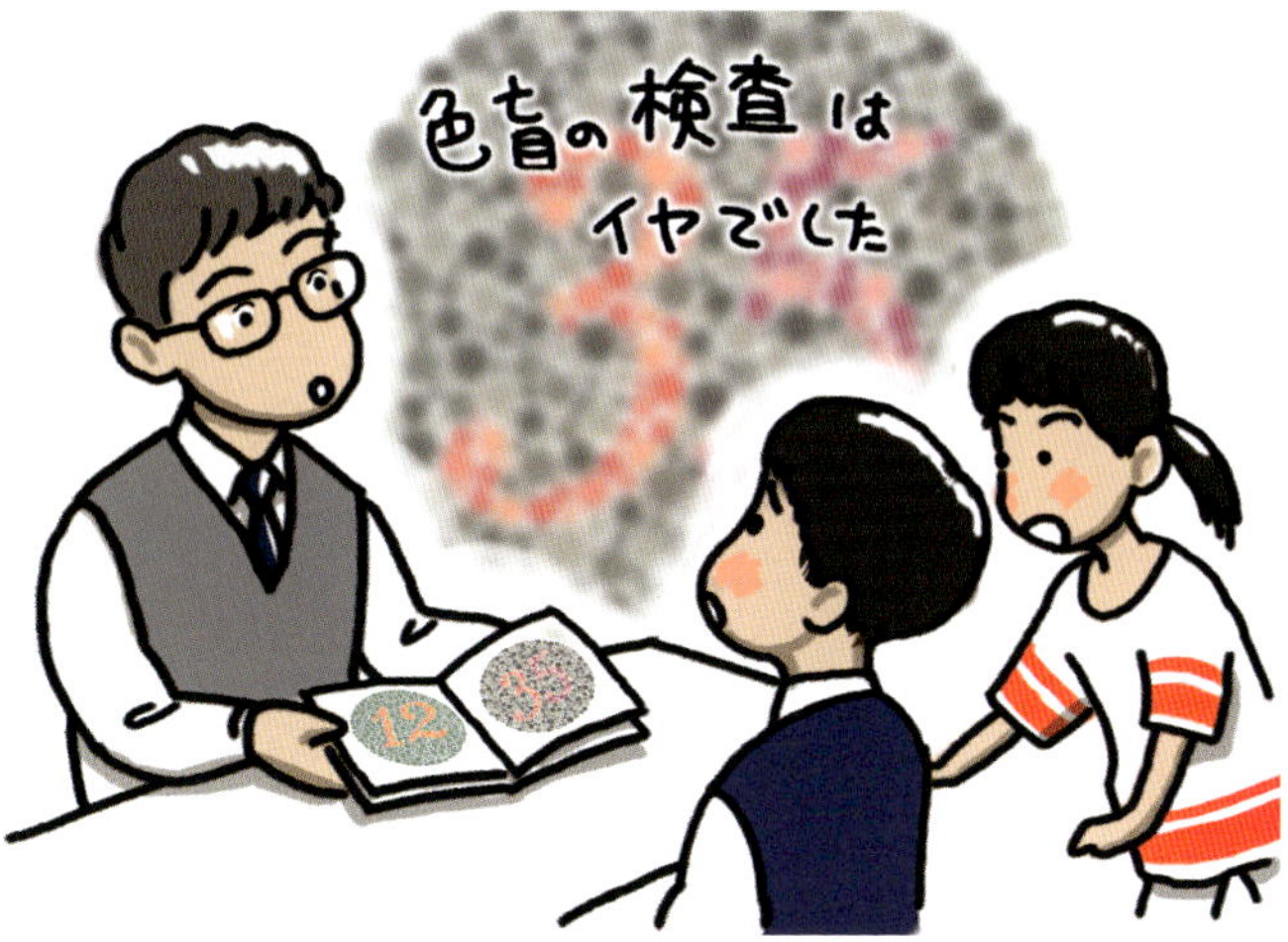

ります。検査ではクラス全員が一列に並び、ひとりが先生の前のいすに座ります。みんなは少し離れて待っています。多くの子どもは次々に読み上げていき、二、三ページで終わります。私の順番が来ます。もちろんすぐには終わりません。先生は「おやっ」という顔をして何ページも読ませます。周りの子どもが何となくざわついて、のぞき込むまではしませんが「注目」します。

検査が終わると、同級生は「栗田、色盲なの？」「赤と緑が分からないの？」「これは何色に見える？」「信号機は分かるの？」などと無邪気な質問をします。

私は暗い表情でぼんやりと何となく答えます。友人も私の表情を見て気をつかったのか、それ以上は聞かなくなりました。通知表の健康状態の「色神」欄に「赤緑色盲」と書かれるのも嫌でした。でも、兄も同じように色弱ですので「おじいちゃんの遺伝だからしょうがないや」とあきらめていました。

授業で困ったこと

意外かもしれませんが、授業で困ったことはほとんどありません。赤のチョークは見にくいけれど、読めないことはないし「そんなものかなあ」とあまり気にもしませんでした。赤チョークが読みにくいのは自分だけではないと思っていましたから。社会科の地図の色分けが判別できないことはありました。それも友達に聞いて教わりましたので、それほど困った記憶はありません。それよりも近視が進み、小学六年生の時には一番前の席でやっと見える程度になったことの方がゆううつでした。当時、めがねをかけている小学生は少なく、私は中学一年生の時にめがねをかけ始めました。

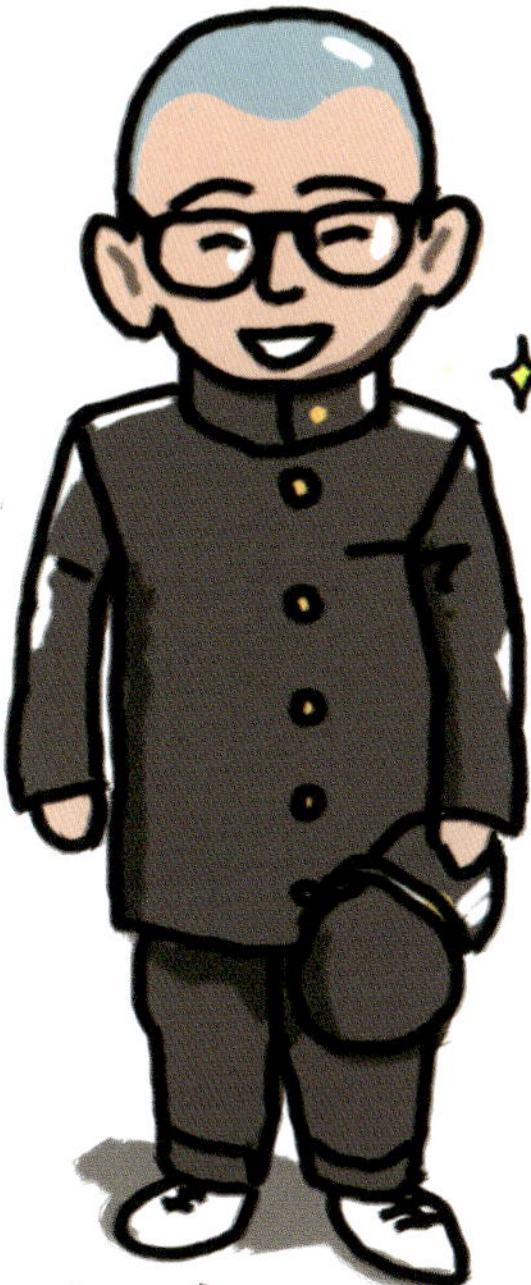

2 高校から大学へ

進路で頭が真っ白に

その後も楽しく絵を描き続けていました。特に自動車が好きで、毎日飽きもせずに車の絵ばかり描いていました。高校生の時には自動車雑誌のカーデザイン投稿ページに何度か掲載され、お小遣いをもらいました。夢はカーデザイナーでした。カーデザイナーになるには千葉大学工学部の工業意匠学科（当

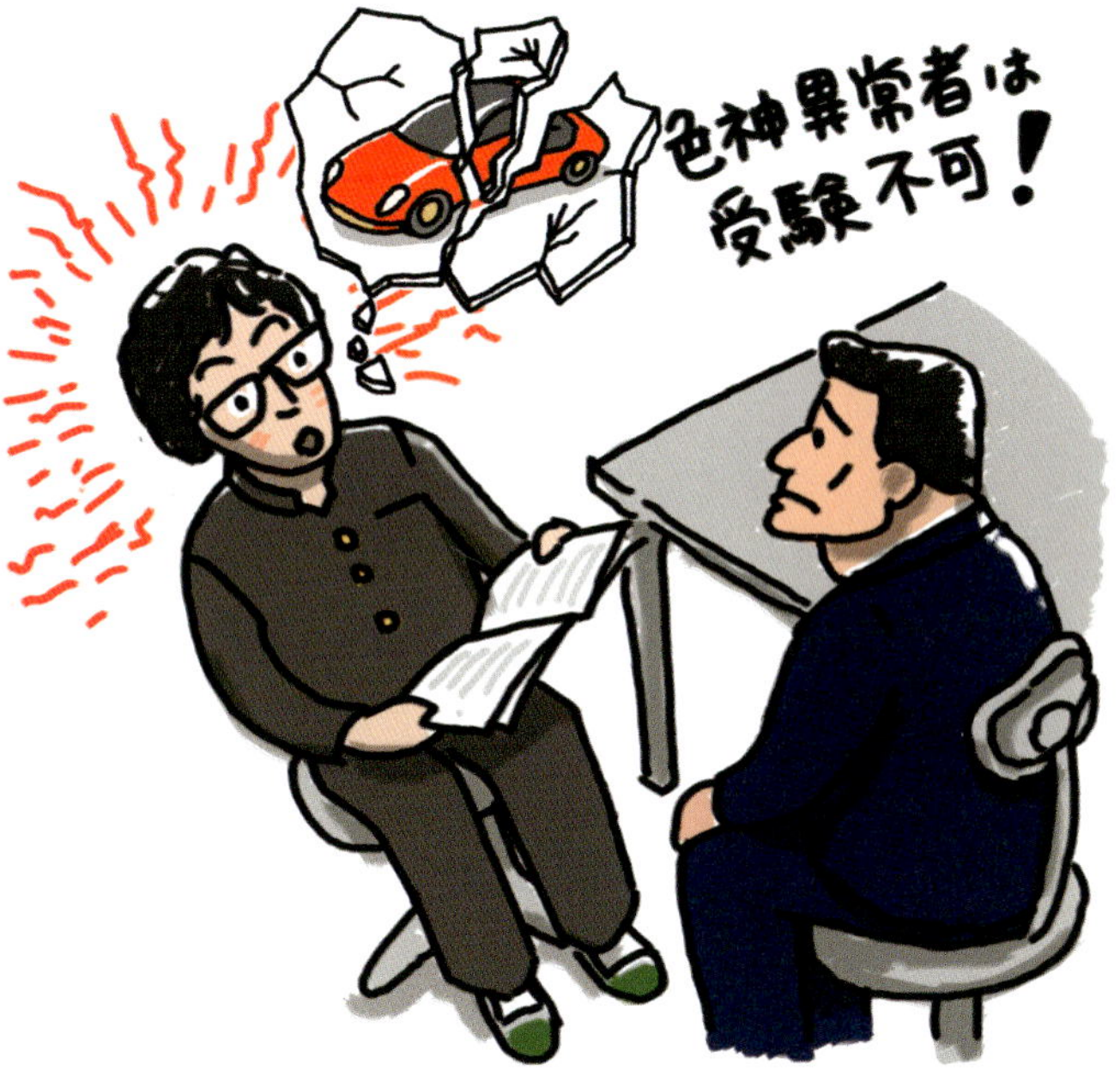

時）に進めば道が開けるというところまで調べました。成績も合格圏内にあり、一生懸命に受験勉強をしていました。

ところが三年のある朝、担任の先生に「栗田、放課後に職員室に来いや」と言われました。何となく不安な思いで一日過ごし、職員室に行きました。先生は申し訳なさそうに千葉大の工業意匠学科の募集要項を見せてくれました。そこには「色神異常者は受験不可」と書かれていました。※情け容赦もない書き方。受験さえもさせてくれない。ショックでした。目の前は真っ暗に、頭は真っ白になりました。確か、十一月ごろで受験勉強は追い込みの時期でした。一九七〇年のことでした。なんとか気を取り直して「建築の道に進もう」と志望を変え、勉強しました。年末に父親がガンで亡くなったりして、不安な心のままに過ごしていた記憶があります。それでも翌春、北海道大学の理類になんとか合格できました。

※1985年時点までは千葉大学の工業意匠学科の入試要項に「色覚異常は全て不可」とありましたが、その後制限はなくなっています。

友人の就職

大学には入りましたが、もともと好きだったテニスに夢中になりました。体育会でしたから朝から晩までテニスに明け暮れ、教養部の成績は最低でした。留年すれすれで、当時一番人気だった建築工学科には当然進めず、仕方なく金属工学科に進みました。金属工学科では薬品を扱いますのでその微妙な色が分からないことがありました。でも、友人に聞いたり、先生に聞いたりしてしの

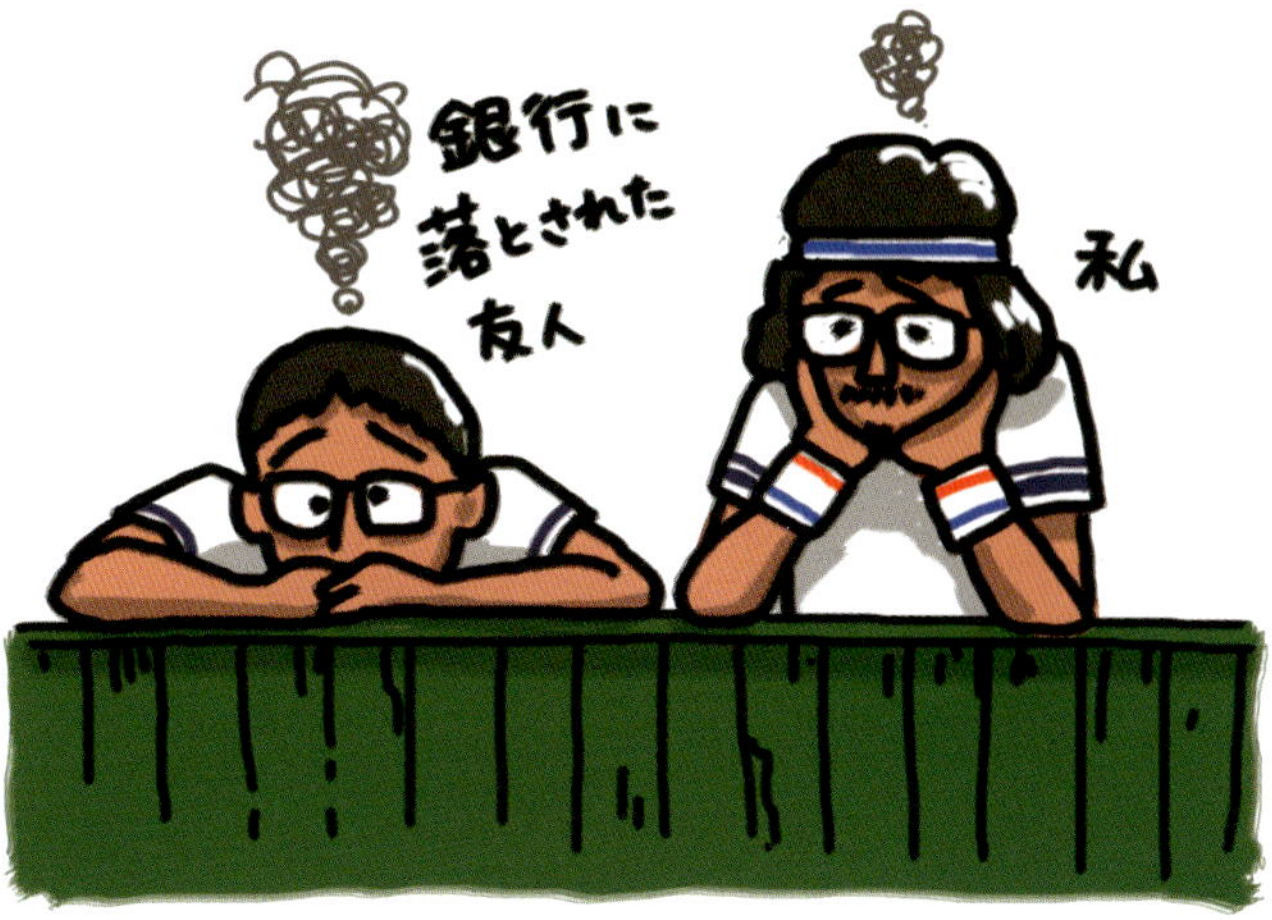

ぎました。そして、就職の時期。ある日、テニスコートに行くと友人が「おれは色弱だから銀行に落とされたさぁ」とがっくりしていました。銀行ではボールペンの赤い字を判別したり、色帳票を区別しなければならないからだそうです。確かに、暗いところでは赤い字を見落とすこともあるかもしれないな、と思いました。でも彼は色弱のおかげでラッキーでした。道内の電力会社に入社、彼を落としたその銀行はバブル崩壊で破綻しましたから。今は銀行での入社における制限はありません。

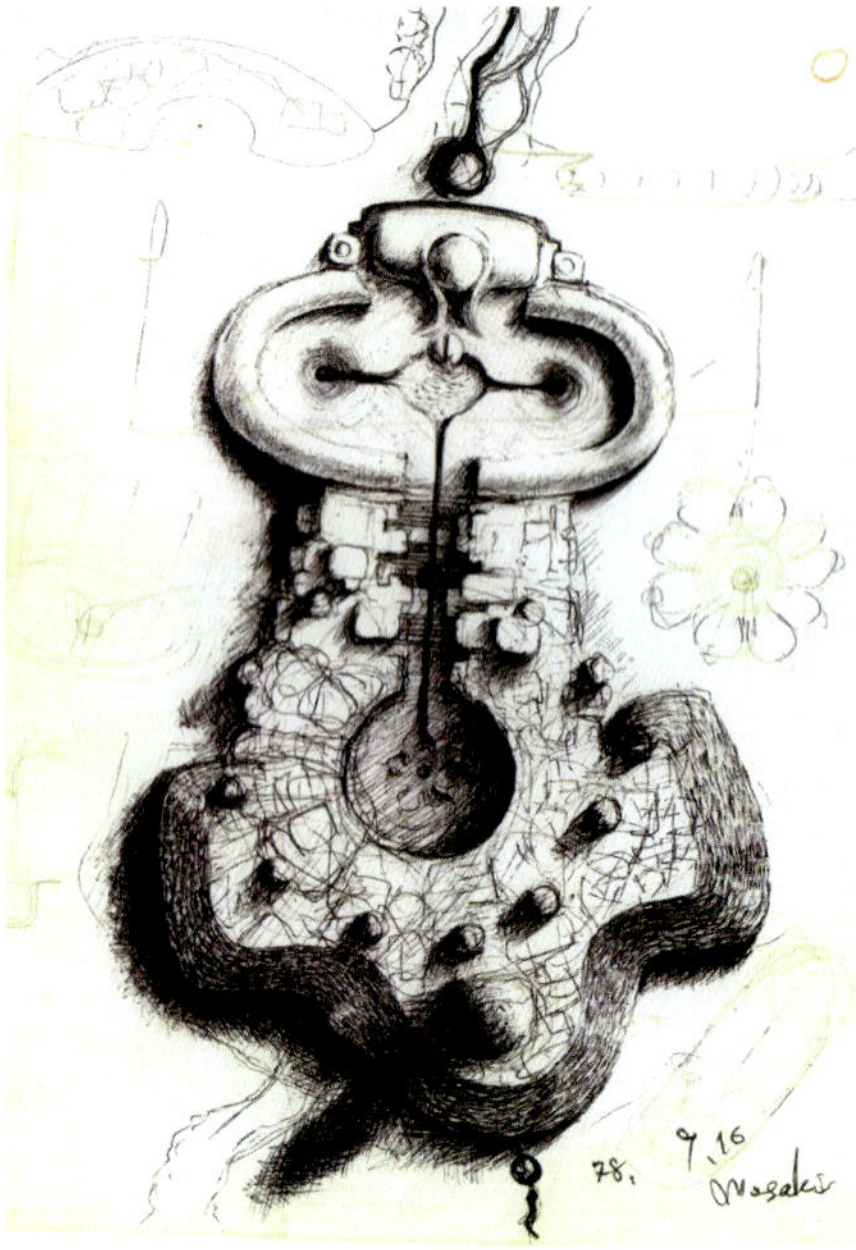

モノクロの絵ばかり描いてました。

建築学科に進む

私はと言えば、建築の道をあきらめきれず、北大金属工学科の大学院を中退し、早稲田大学の建築学科に編入しました。試験科目は語学と数学と鉛筆のデッサンでしたから受験時にも壁はなく、入学してからも色について困ることは何一つありませんでした。さらに意匠系の大学院に進んでも困りませんでした。モノクロの絵ばかり描いて、色を扱うことはほとんどなかったからです。建築の絵を描くのは楽しいことでした。ただ、色弱の友人が大手建設会社を受けるとき「私は色覚にほとんど異常はありません。ごく弱い色弱で、色盲とは全く違います」と言い張って内定したという話を聞き、何かちょっと苦いものを感じました。建築学科では不思議な建物ばかりを自由に描いていました。そのおかげかアメリカの国際学生コンペで二等賞をもらい、奨学金でインドを旅行したりしました。

兄の進路

ここで一番上の兄のことを書かせてください。六歳上の兄は理科や工作が好きでした。細かい作業が得意で、飛行機の模型を図面から起こして作ることもできました。木を削って色を塗り、本物そっくりに作っていました。まだプラモデルのないころです。学校の夏休みの宿題では等高線を厚紙で切り出し、それを重ねて立体地図を作りました。ところが微妙な色を間違えてしまいました。両親が気づいたのは色を塗ってニスで仕上げた後でしたが、兄は作り直して提出したと記憶しています。

中学の時にはアマチュア無線の免許をとり、毎日のように無線機にかかりきりでした。工業高校に行きたかったのですが、当時は「色弱では理科系に進めない」という通念がありましたし、現実に受験できませんでした。結局、普通科に行きましたが、そこでは勉強する気が起きなかったようです。大学にもいくつか受かったものの、どこにも進まず婦人服の会社に就職しました。実家が婦人服の卸業を営んでいたので修業のためです。婦人服はピンクや紫など、見分けにくい微妙なパステルカラーが多く、かなり困ったこともあったようです。

その後、家業を継いでからも苦労したようです。「渋い、いい感じの色」に見えて仕入れた服が、実は濃いピンクで、母に注意されることもしばしばでした。今は婦人服の仕事はやめ、ビンテージサイクル（古い高級自転車）の店を開きましたので、色の心配からは解放されました。もともと機械いじりが好きなので楽しそうに仕事をしています。理科系に進めなかったために家業を継

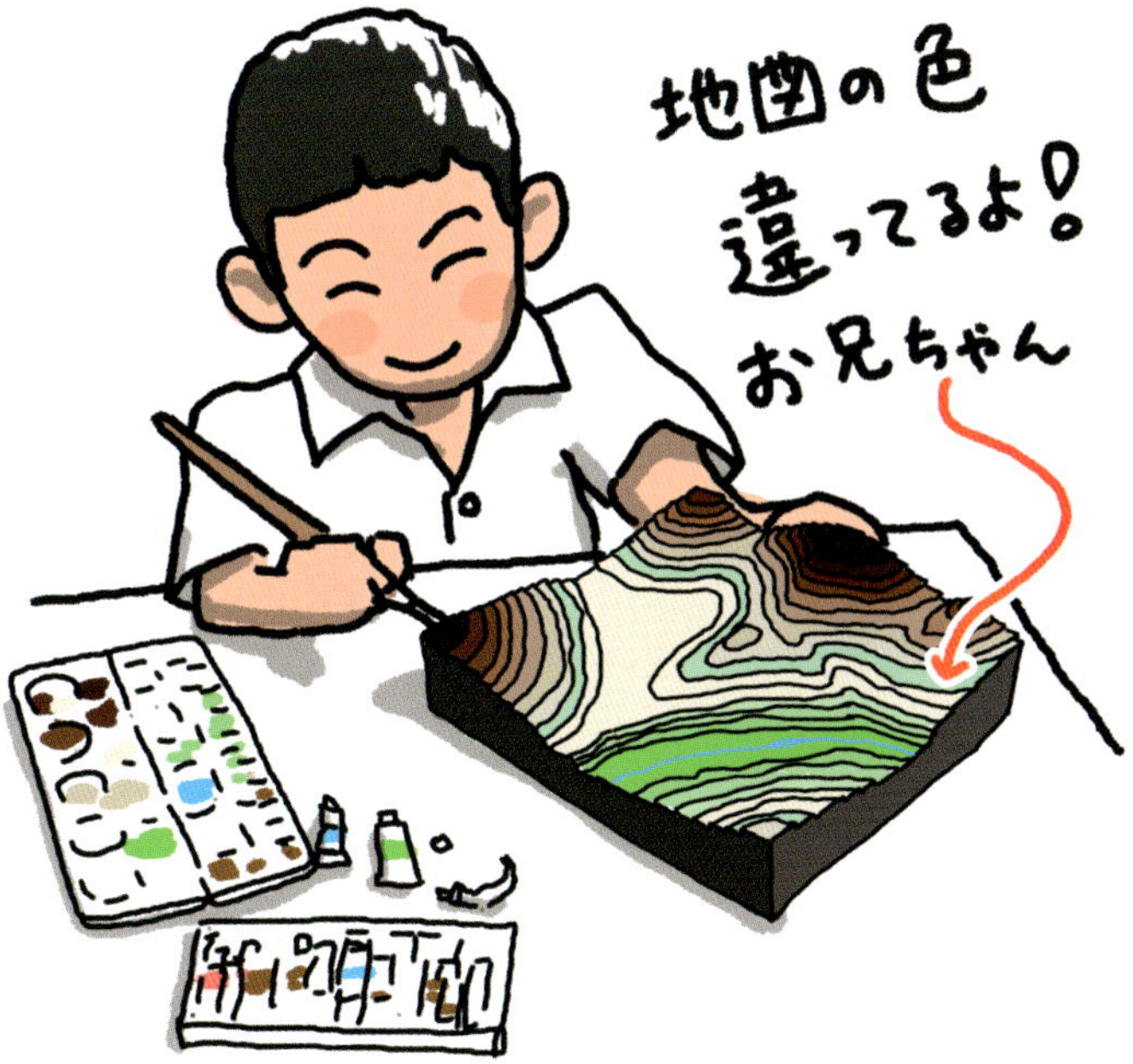

ぎ、そこで微妙な色を扱う仕事に就くとは皮肉ですが、兄や私の年代では色弱のために人生を左右された人が大勢います。

3 社会に出てから

設計の時には困りました

さて、私の体験にもどります。大学院を出て札幌の建築事務所に就職して設計の仕事を始めると、やはり困ることがありました。住宅の仕上げ材を選ぶ時でした。壁や天井に張る材料は微妙な色が多く、いつも同僚に「これはベージュ系？　それとも緑系？」と確かめながら仕事をしていました。見本の裏の番号を覚えて選んだりもしました。お客さんには自分が色弱だとは言わず、色選びになると適当にごまかしていました。でも、それ以外の99%の仕事では、あまり困ることはありませんでした。

五年後に建築設計事務所からソフトウエア開発の会社に移りました。ここでの仕事は総務・人事など管理業務でしたから何も困りませんでした。時々、広報として色にかかわる仕事もしましたが、発注者の立場なので問題はありませんでした。色が分からない時には制作している人に聞けばいいのですから。自分が色弱だと周囲に言う必要もありませんでした。

心の目で塗るデジタル彩色

その後、やっぱり「ものづくり」をしたくてデジタルアニメーションの制作現場に移りました。一九九六年のことです。テレビで毎週放映するアニメとしでは、日本で初めてのデジタル処理でした。それが札幌の会社で始まったのです。ワクワクしました。私たちの仕事は最終工程の「撮影」と呼ばれる部門です。アニメの世界では色はすべてガチガチに決まっています。色はRGB（赤・緑・青）の番号で決められています。一度だけ指示書に「黄色の光キラキラ」と書いてあるのを、うっかり「緑の光キラキラ」と設定して失敗したことがあります。ディレクターには前々から「私は色弱なので何かありましたら、よろしくお願いいたします」と言ってありました。彼は私を呼び「クリちゃん。このキラキラ、緑なんだよね。黄色と緑の明るい色が同じに見えるんだな。なるほど…。他に見分けにくい色はないか？」と優しく聞いてくれました。その時からさらに注意深く、色を選ぶようになりました。プロとしてミスは許されませんから。

デジタルでの作業は色マップから選ぶのでとても楽です。目では見分けにくい緑系と赤系とを絶対に間違わないのですから、うれしいことです。「自分は微妙な薄茶色を塗っている」と確信できるのはとても気分がいいものです。

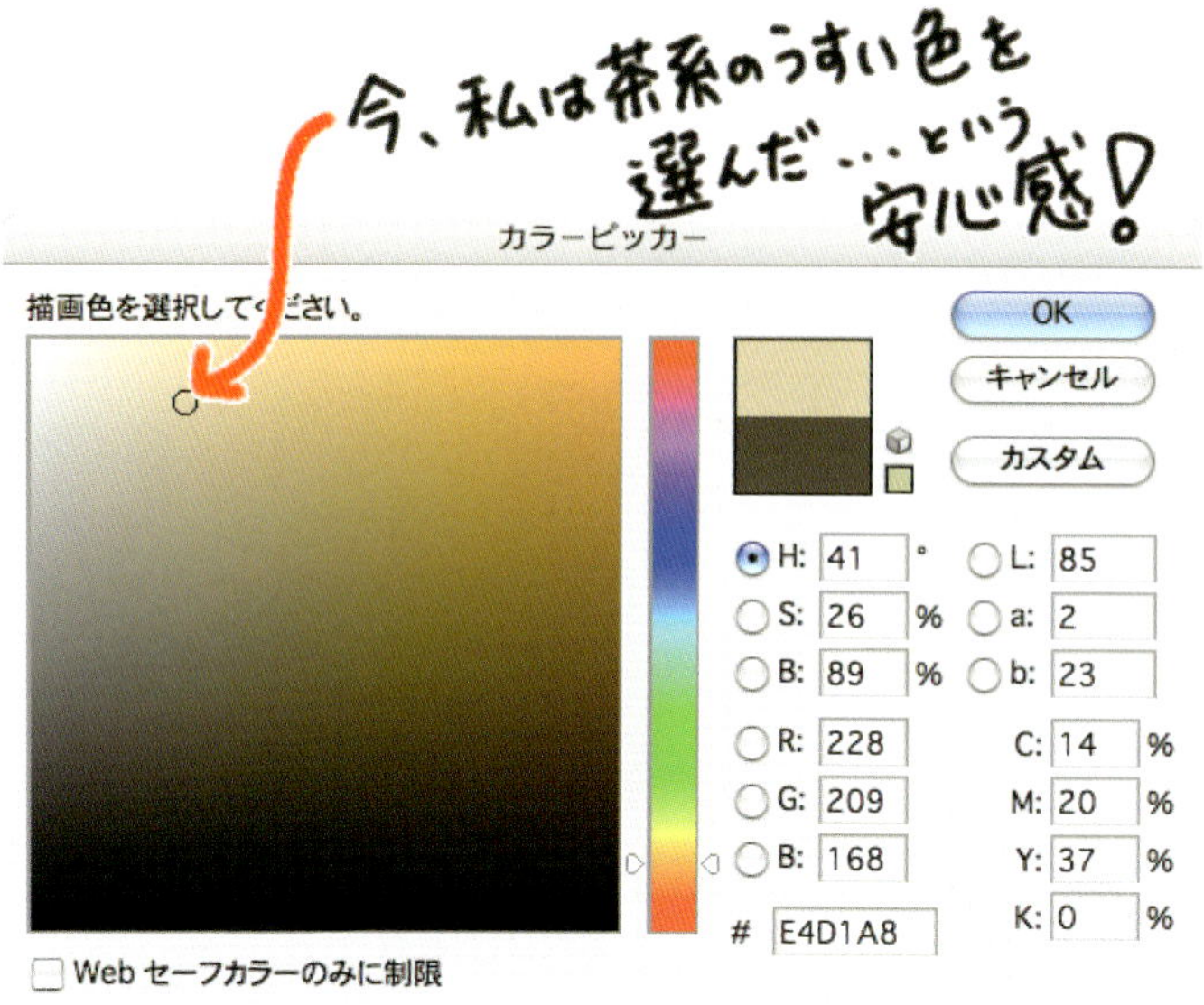

フォトショップ（アドビシステムズ）のカラーピッカー

「心の目」で塗っているようなものですね。心の中では色は完全に整理されていますから、それをコンピュータの助けで間違えることなく塗れるのです。これはとても安心できます。それまで、私は色についてはいつも迷いがありました。絵もデザインも好きでしたが、色を使うことには、ためらいがありました。それが、コンピュータの助けを借りることで色を塗るのにも自信がついたのです。

爆発的に
色を使い始める

最初は恐る恐る色つきの絵を描き始めました。そして、だんだんと自信を持って描くようになりました。一九九六年、東京の目黒雅叙園美術館主催の美術コンペ「目黒雅叙園アートプライズ」で大賞をいただきました。審査員の中でただ一人、池田満寿夫さんだけが評価してくれたという、その作品「人体の配線図」は、いま自分で見ても新鮮だと感じます。文字通りの自画自賛ですみません。その後もカラフルな絵を描き続けています。大先輩の絵描きさんにそれらの絵を見てもらったことがありますが「栗田君は非常に色感がいいよね」と言われました。美術の世界では「色感」という言葉があるそうです。その言葉を聞いた時、私はうっとりしました。そして、はっきりと「色使いは目ではなく心でするのだ」と気づいたのです。

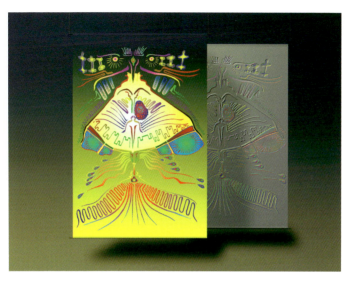

「人体の配線図」

誰にでもできること

私は色を使った絵を二種類描きます。一つはアートとして。その場合には誰に相談することもなく自由に好きなように色を使います。まったく私自身の感覚で「このくらいの色が欲しい」と思えばその色を使います。自分が色弱であることはまったく気にしません。結果として色づかいが斬新であると評価されたりします。

もうひとつは正しく情報を伝えるための絵として。CG（コンピュータグラフィックス）やイラストです。これはプロとして間違えてはいけません。肌色がきれいに出ていなくてはなりませんし、新緑と夏の緑は区別されなくてはなりません。妙な色使いは徹底的にチェックします。そのためにカラーピッカーで慎重に色を選び、最終的には妻に見てもらいます。チームで仕事をするときには必ず前もって「私は色弱ですので、妙な色づかいをしたらチェックしてください」と言います。その時には、より慎重に数字をチェックしたり、写真と照合したりします。そんな苦労はありますが、慣れてしまえば大変なことではありません。誰にでもできることだと思います。

第2章

色弱ってなに？

1 実は知らないことばかり

ここまで読んで「色弱って本当はどんなことだろう?」と疑問を持った方も多いかと思います。実は私も知らないことばかりでした。カラーユニバーサルデザインの活動をしながら、勉強したり話を聞いたりして少しずつ知識が身についてきました。

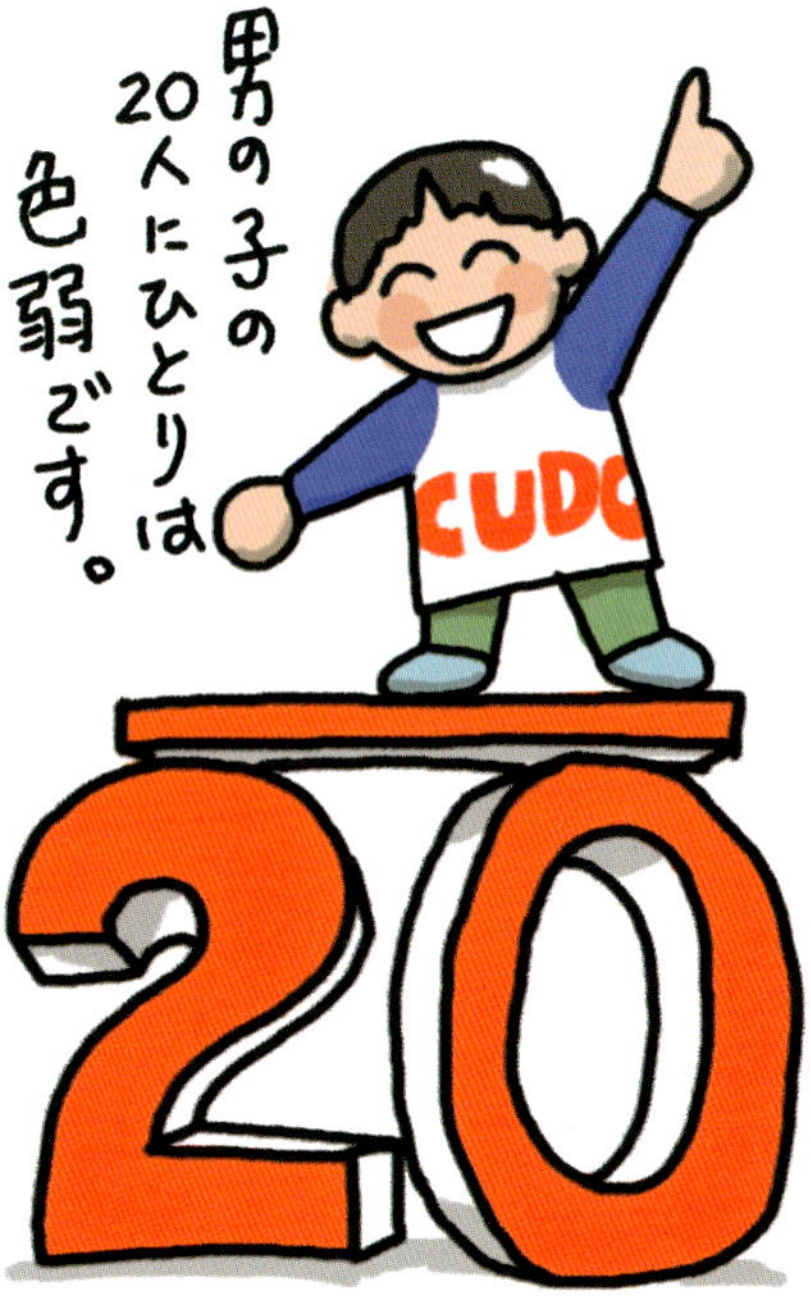
男の子の
20人にひとりは
色弱です。
CUDO
20

二十人に一人が色弱

色弱の人はどのくらいの割合でいるのでしょう。日本人男性の二十人に一人、女性の五百人に一人、日本全体では三百万人以上いるということです。このことを知った時はとても驚きました。「そんなに多いの？」という印象でした。もちろん私の親せきに色弱はいましたが、「自分は色弱だ」という友人とはあまり会いませんでしたから、それほどの高い割合だとは思っていなかったのです。「私は色弱なんですよ」と自分から積極的に言う人はあまりいないでしょうから、実際にはたくさんの色弱の人たちと会っていたのでしょう。

北海道の人口は五百三十八万人で、男性は二百五十四万人（二〇一五年の国勢調査）ですから、色弱の人数は十三万人にもなる計算です。世界中の色弱の男性の数は世界中の血液型ＡＢ型の男性の数と同じくらいと言われています。また、日本人女性の保因者（色弱の遺伝子を持っているが本人は色弱ではない人）は、十人に一人です。このようにたくさんの人が色弱であり、保因者だということは知らない人が多いと思います。

新しい呼び方の提案

「色弱」と呼ばれるのは嫌なものです。「色に弱い」と書きますから。「色盲」はもっと強い言い方です。さらに「色覚異常」「色覚障害」という呼び方は、使うのもはばかられるくらいに感じます。日本眼科学会は二〇〇五年度、眼科用語集を改訂し、「色盲」という言葉は使われなくなりましたが、総称としての「色覚異常」という言葉は残りました。

医師は、治療や指導が必要な人とそうでない人を分けるために「正常」「異常」という言葉を使います。どのような「異常」か病名をつけて情報を共有します。医療の世界では「色覚少数派」も「異常」と呼ぶ習慣があります。しかし、色弱は生まれつきの特性であり、治療の対象ではないわけですから、医学の呼び方を必ずしも一般社会での呼び方にする必要はないように思います。例えば血液型は日本ではA型の人が約四割、O型が三割、B型が二割、AB型が一割と言われています。では、もしO型が95％だとしたら（南米の先住民ではO型が九割を超えるそうです）※O型だけが「正常」で、そのほかは「血液型異常」でしょうか。血液型は人間の多様性のひとつであって、どれが正常でどれが異常と呼べるものではありません。

色覚のタイプも血液型と同じようにひとりひとりが持つ遺伝子のタイプに

よって決まります。日本では（世界的にもそうですが）、人数が多いタイプを「色覚正常」や「健常」と呼び、人数が少ないタイプを色覚「異常」や色覚「障害」と呼んできました。これら少数派の色覚を持つ人は「色盲」として差別され、多数派の色覚の人だけのために色分けされた情報が受け取れないことから、多くの職業や学校で「不適性」として排除されてきた歴史がありました。最先端の遺伝子生物学の研究成果では、人間がもつ遺伝子はどれも非常に多様であり、そのうちの一つを「正常」と呼ぶことはできないというのが定説になりつつあります。つまり、ヒトという種は多様性を持つことによって生き残ってきたのです。

ＮＰＯ法人「カラーユニバーサルデザイン機構」（ＣＵＤＯ）と北海道ＣＵＤＯはこの流れに従い、これまでのように色覚を「正常」と「異常」に線引きして分けるのをやめ、どの色覚も価値判断なく対等に分類するためにＣ型、Ｐ型、Ｄ型、Ｔ型、Ａ型の五種類の名前で呼ぶことを新たに提唱しています。いわゆる「正常」をＣ型、１型２色覚をＰ型強度、１型３色覚をＰ型弱度、２型

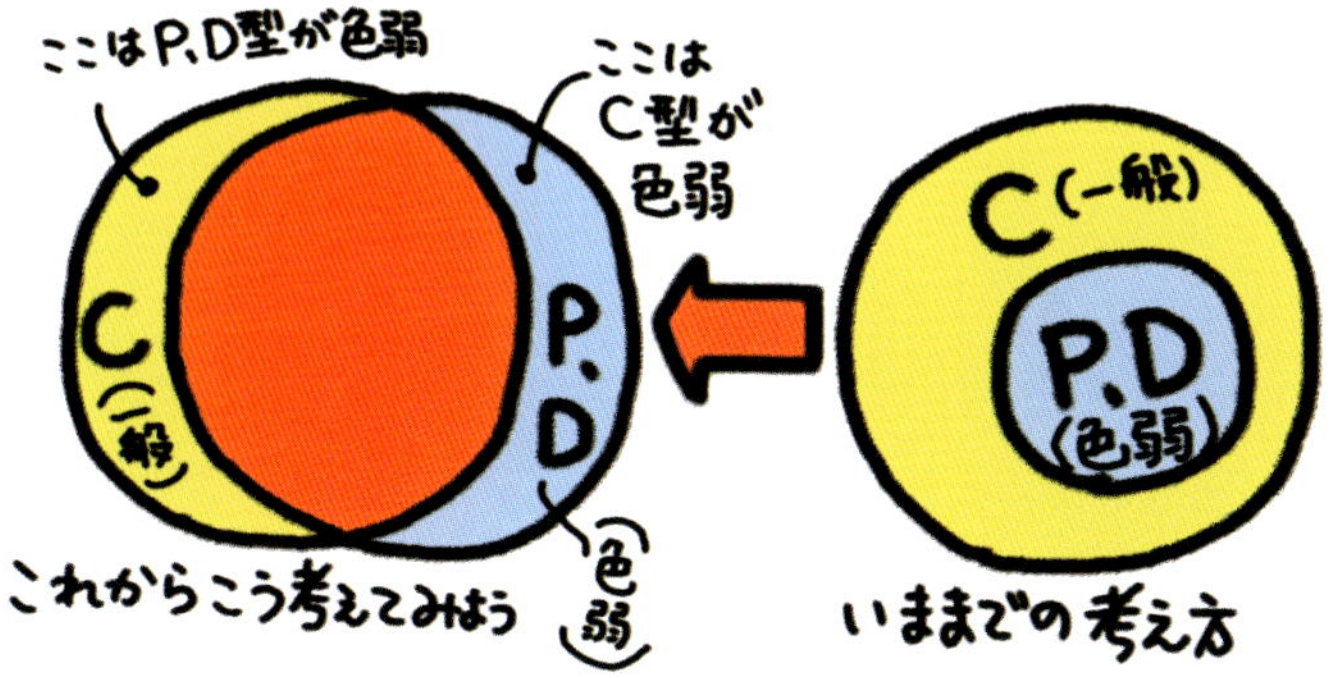

2色覚をD型強度、2型3色覚をD型弱度と呼びます。中でも「正常」と呼ばれていた色覚にCommonの頭文字C型という名前をつけたことは、数学の「0(ゼロ)の発見」に似て従来の考え方を一変してくれます。近い将来、「おれはP型だから赤が弱く見えるんだ。だから何かあったら言ってくれよな」「OK、おれはC型だから、まかせといて」というような会話ができるようになるといいですね。

※O・プロコプ、W・ゲーラー著・石山昱夫訳「遺伝血清学」(学会出版センター)による

★第5章125ページに新しい呼び方の表を掲載しました。

色弱は特性

P、D型（色弱）は劣っていて、C型（いわゆる正常）がすべて分かる色を分からない――。というのが一般的な考えかもしれません。ところが、実はP、D型の方が得意な色の組み合わせがあるのです。青系から黒系の色の見分けについてはC型よりも敏感だと言われています。私たちが容易に見分けられる「紺と黒」をC型は即答できないことがあります。また、オレンジ系から黄色系の見分けも得意のようです。ですから、考え方を45ページの右の図から左の図のように変えていただきたいのです。

画家のゴッホが色弱であっただろうというのは、よく言われる話ですが、私には良く分かります。彼の作品「夜のカフェテラス」の醍醐味は右側の紺から黒の豊かな階調と、左半分のオレンジから黄色の階調の奥行きにあると思っていました。ところが、C型の友人と話すと話がかみ合わないのです。私には豊

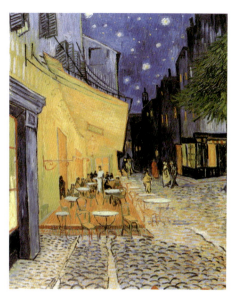

ゴッホの絵「夜のカフェテラス」

かな奥行きが感じられるのに、友人には平面的に見えていたのです。これは私にとって新しい発見でした。その後、色弱の色の世界を創り出す特殊なライトでゴッホの絵をC型の人と見る機会が何度もありました。その劇的な変化に私も驚くのですが、それ以上に声をあげて驚くC型の人の反応に「ゴッホは色弱だったに違いない」という思いを強くしました。科学的に証明することが次の課題です。

また、「明度差」には非常に敏感です。これは何度か経験があります。私にとっては比較的たやすい明るさの差の見分けが、C型にとっては難しいことがあるようです。また、暗いところでものを見分けたり、水の中の魚を見つけることもどうやらC型は苦手のようです。夕暮れの運転はC型にとってはとても見にくいそうですがP型の私にはそのような自覚はあまりありません。ミクロネシアのピンゲラップ島ではA型一色覚（全色盲）の人の割合が多く、夜の漁では彼らの方がはるかに魚を見分ける力があるとのことです。[※1]さらに、雑食性のオマキザルは頻繁に昆虫を食べますが、背景の色に溶け込んでカモフラージュした昆虫の採食効率は、色弱のサルの方がC型よりも有意に高い。その傾向は薄暗い環境ではより顕著だそうです。[※2]つまり、色弱のサルがある比率でいることで、群れ全体の食糧が増えるのです。種として生き残る知恵なのかも知れません。こうしたことからも、色弱は障害ではなく特性であると言えるでしょう。

※1　オリヴァー・サックス著、大庭紀雄、春日井晶子訳「色のない島へ　脳神経科医のミクロネシア探訪記」（早川書房）による

※2　河村正二著「サルの色覚が教えてくれること」日経サイエンス２００６年10月号

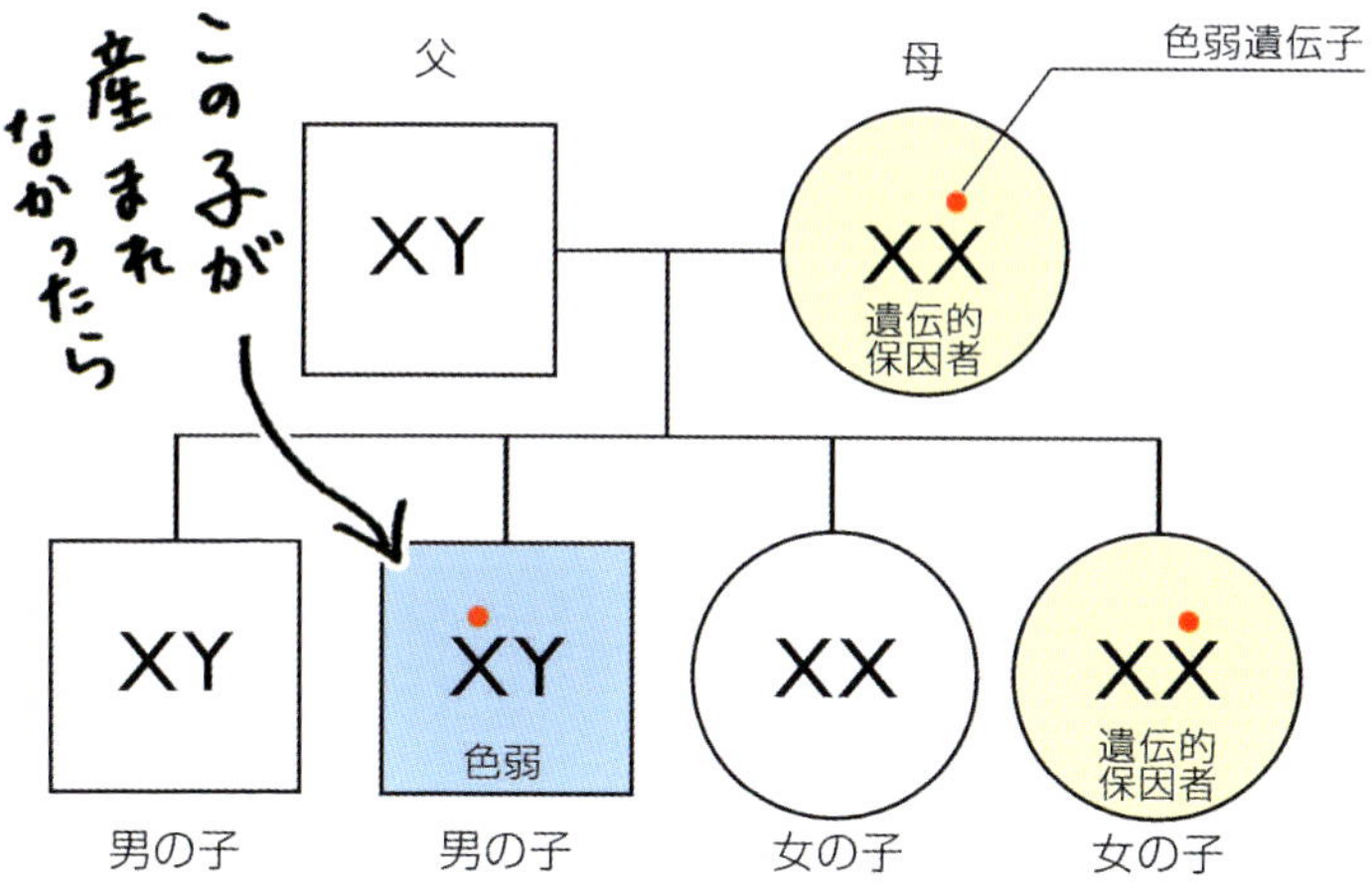

●男の子が色弱: 1/2の確率●女の子が保因者: 1/2の確率

こう遺伝する

遺伝の知識も私はあいまいでした。第1章にも書きましたが、私のおじいちゃんが色弱で母親に伝わり、私と兄に遺伝したという自分の周りの関係は分かっていましたが、それ以外のケースや色弱の女性がいることも知りませんでした。私には姉や妹がいませんでしたから、上の図のように姉や妹がいたら半分の確率で保因者が産まれていただろうということも知りませんでした。もし、この図の中の「色弱の男の子」が産まれなかったらどうでしょう。するとこの家族には色弱が一人もいないままに遺伝子が受け継がれることになります。そして、数代そのような家族が続き、その後に色弱の男の子が産まれたら……。全く知識のない家族に突然色弱の子が産まれるのです。彼の特性に家族が気づかないとしても不思議ではありません。また、兄の色弱のタイプと程度は私とは違うと思っていました。しかし、同じ遺伝子ですから色弱の程度もタイプも同じだというのが正しいのです。

★その他のケースは第5章126、127ページの遺伝の図をご覧ください。

シミュレーションにびっくり

色弱のことを学ぶ上で何よりもわかりやすかったのが、コンピュータによるシミュレーション写真です。色弱の人と一般の人が、互いにどのような見え方なのかを理解する方法は言葉以外にはなかったのですが、コンピュータの進歩である程度、可能になりました。私の描いた野菜の絵をシミュレーションして

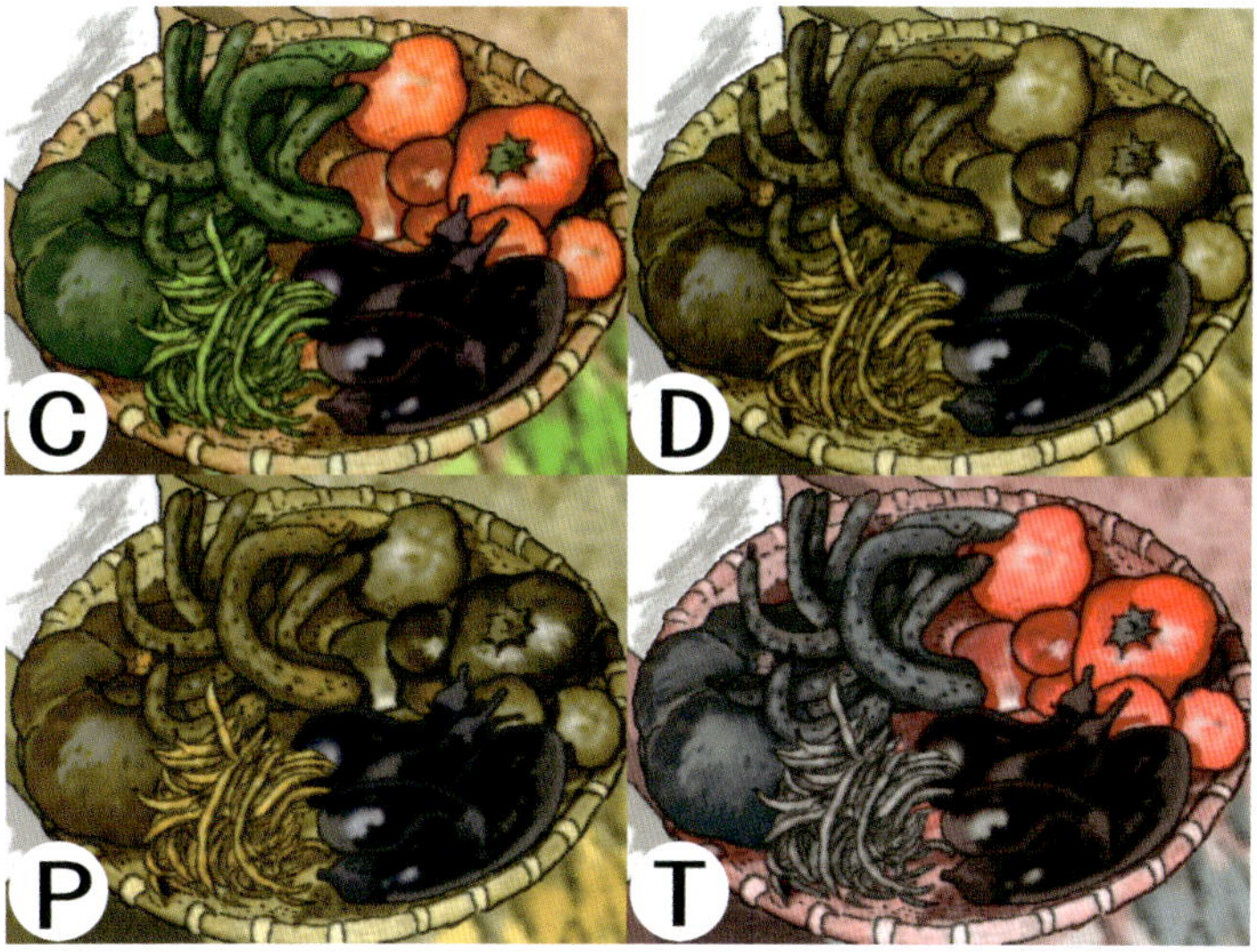

みました。私にはP型の絵とC型の絵はまあまあ似て見えます。ところがC型の人にはかなり違って見えるようです。

ここで大切なこと。例えばP型のシミュレーション画像でC型から見て「P型は赤が茶色に見えるんだ」というのは間違いです。シミュレーションは「色弱の人の見ている世界」を表現しているわけではなく、C型の絵とP型の絵がP型にとっては同じように見えることを表現しているのです。ややこしいですが、誤解を招くことがありましたので強調しておきます。

色盲？　色弱？

小学校の健康診断で「赤緑色盲」とか「赤緑色弱」とか決められ、通知表に青インクで書かれました。一年から三年までが「色盲」で、四年からは「色弱」になりました。低学年の児童が検査に正確に答えることも難しく、色覚の診断が専門ではない担任の先生が間違ったのかもしれません。いま考えれば、途中から変わるのはおかしいですね。

高校生の時に進路決定のため、養護の先生に「大熊式弱度第２度」と診断してもらいました。大熊式の検査はその後あまり使われなくなり、その診断がどの程度を指すのか今でも分かりません。「色盲の方が、より見分けにくくて、色弱の方が見分けやすいのかなあ」くらいのあいまいな知識でした。途中で診断が変わったので「年をとると変わるのかな？」とも思っていました。最近知ったのですが、年をとっても色弱の程度は変わりません。※

★第５章１２４ページで色盲と色弱の新しい呼び方についてまとめています。

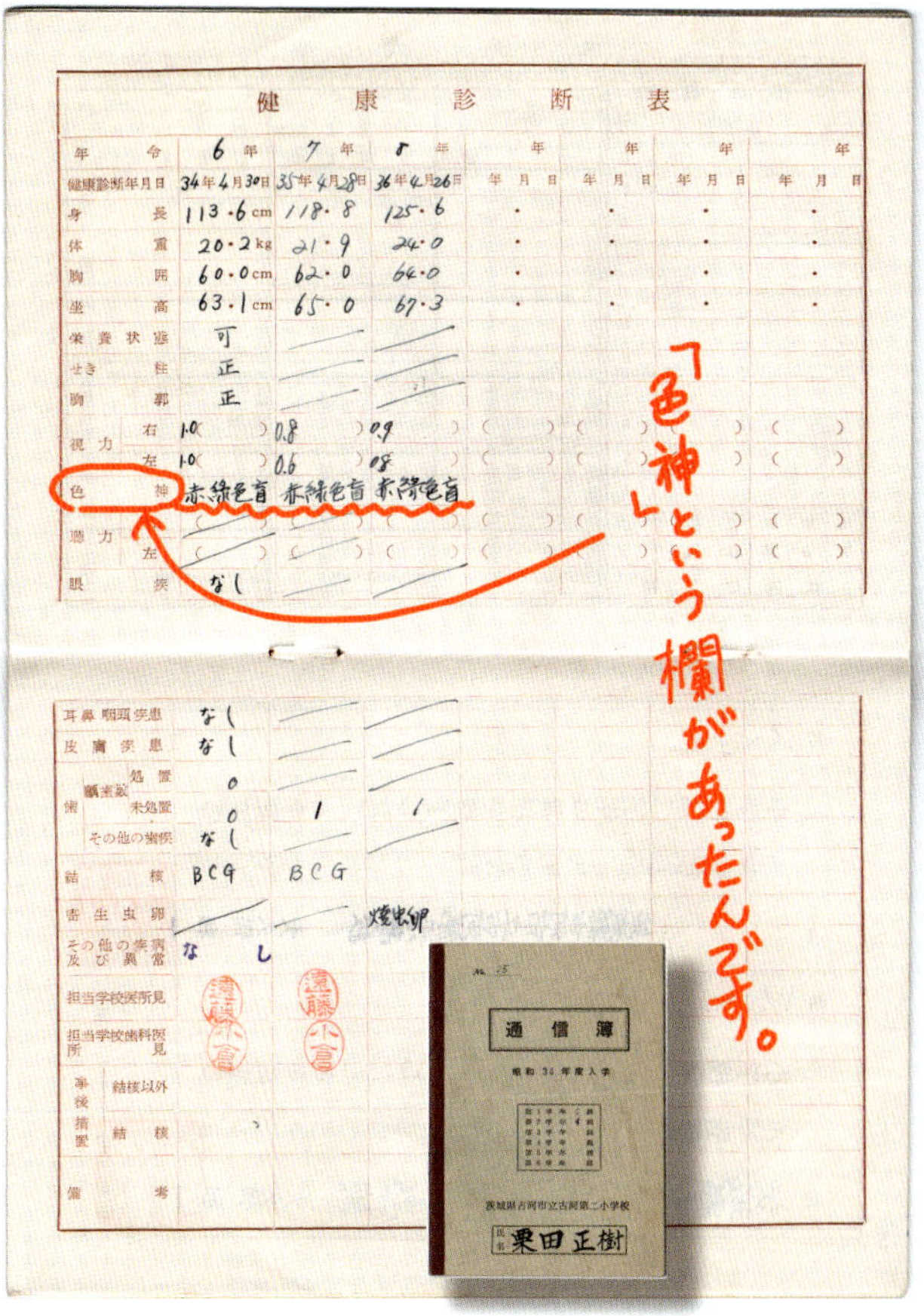

※遺伝的な色弱でなくとも加齢による色覚の変化があります。その場合には年をとると色は見分けにくくなります。

2 困ることは？

こんな時
こんな場面で

生まれたときから色弱の私は、ずっとその色の世界に暮らしていましたから生活に困ることはほとんどありませんでした。時々ピンクが見分けにくいとか、紅葉があまり鮮やかに見えないとかはありましたが、決定的に困ることはありません。ですから色弱の私たちと一般の人の色の見え方の違いに、それほど大きな関心もないままに過ごしていました。

ところが北海道CUDOのメンバーと会うたびに「この色は、C型にはどんな感じに見えているの？」と尋ねたり、逆に「この色はどう見えているの？」と聞かれたりするうちに「これはかなり違った色の世界らしい」と気づきはじめました。そして、色弱の人たちが実はどのようなことで困っているのかを拾い上げてみました。すると意外にたくさんの項目が出てきました。自分では困るという意識があまりなかったのですが、実はこのように微妙に困っていたのです。

［家庭や学校、職場で］

- 黒板の赤チョークの文字が見にくい。先生が赤で強調する場合が多いので困りもの。
- 赤と黒のボールペンで書かれた文字を読み分けにくい。特に暗いところや細い字だとなおさら。ボールペンで書かれた赤の文字を黒だと勘違いする。[※1]

●赤、茶、緑などの点で示された分布図が見にくい。社会科の地図が見にくい。特に県別に色分けされているような図はむずかしい。

●左右違う色の靴下、スリッパをはく。パステルカラーや暗い色の場合は特に。

●はしの色を間違えて別々の色を一本ずつ選ぶ。お弁当のふたの色を間違える。

●違う種類のお菓子の包み紙が同じ色だと感じる。

●缶コーヒーや缶ジュースの種類を間違える。特に茶色と赤。うすみどりと黄色。

●化学の炎色反応がわかりにくい。特に緑系と黄色が区別しにくい。

●花火の色がわかりにくい。緑と黄色、紫と青などは似ている。

●パソコンソフト「Ｅｘｃｅｌ」のセルを塗りつぶす色の微妙な判別ができない。

●うす茶色の犬を黄緑色に塗る。人の顔を黄緑色や黄土色に塗る。葉っぱを茶系の色に塗る。木の幹を緑系の色に塗る。

●絵の具を混ぜると色が分からなくなる。

●地図や図の塗り分けを間違う。

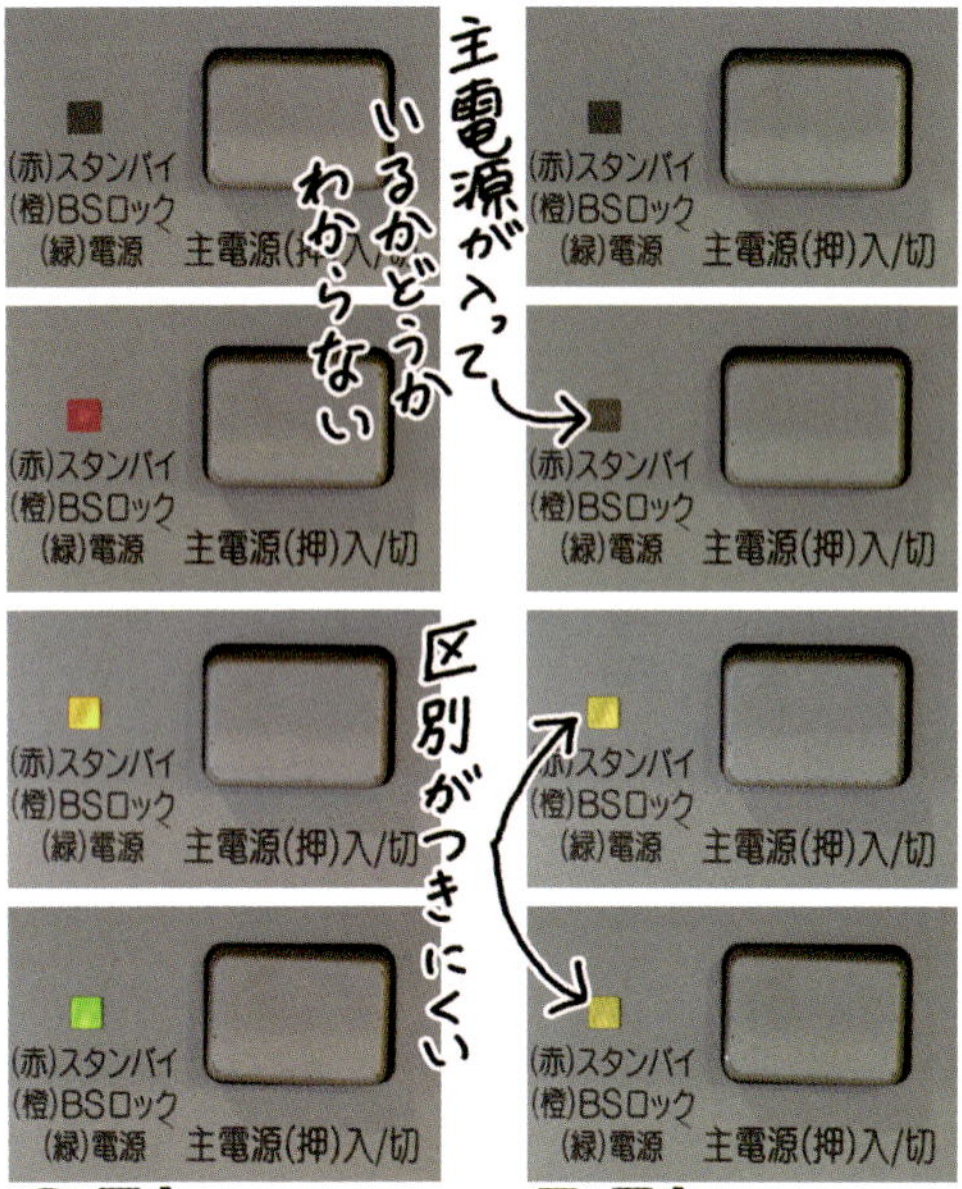

C型　P型

● パステルグリーンと薄い灰色が区別しにくい。同様に淡いピンク色と薄い灰色が区別しにくい。

● 青、紺系の色と紫が区別しにくい。

● カレンダーで祝日（赤字）を見落とす。特に彩度を落としたおしゃれなカレンダーで顕著。日曜日は場所でわかる。※1

● 色だけで表示されたトイレの使用中表示は分かりにくい。淡いブルーと淡いピンクの見分けはつらい。

● 赤のレーザーポインターは見にくい。動かされると追い切れない。緑色のものは見やすい。※1

● 建築現場などで使用するレベル（水準

器）の赤色レーザーの線が目立たない。特に石膏ボードの紙の色と区別しにくい。[※1]

- 充電器、テレビ、パソコンなどのＬＥＤ（発光ダイオード）でオレンジ色か黄緑色かの区別がつきにくい。赤いＬＥＤが見にくい。
- デジカメの液晶表示に見分けにくい色がある。一眼デジカメのピント合わせの赤い表示が見えにくい。

【外出の時】

- 黄色い街灯と赤信号が見分けにくい。
- 夜間、タクシーの赤の空車表示とオレンジの別の表示が見分けにくい。
- 手芸店で糸の色を選ぶのが難しい。
- 鉄道路線図、特に東京など複雑な地下鉄路線図の色分けが見にくい。
- 駅の時刻表などの色分けが見分けにくい。
- 券売機などの黒地に赤いＬＥＤでの料金表示が見にくい。
- 電光掲示板で赤の文字が見にくい。緑と黄色の区別がつかない。オレンジと緑の区別がつかない。

- 暗色の背景に赤色文字が読みにくい。目立たない。

【ゲームで】

- カードゲーム「UNO」は色以外に判別する記号がないので難しい。
- マージャン牌の色がわかりにくい。雀荘は暗いのでさらにわかりにくい。緑一色などの色でそろえる手は苦手。
- 「ぷよぷよ」のような色で判別するゲームが苦手。[※2]

【自然】

- 緑の自然の中の小さな赤色の花が目立たない。赤い実に気がつかない。特に小さな実や花は見つけにくい。
- 桜の薄いピンク色が白っぽく見える。ソメイヨシノのような淡い色は特に。
- 夜空の星で赤い星が目立たない。特にさそり座のアンタレスは大きく見えない。

［食べ物］

●焼き肉で生なのに焼けたと勘違いする。薄いピンク色を白っぽく感じてしまうため。

●野菜の鮮度が落ち、茶色になっているのがわかりにくい。レタスが傷んだ茶色を緑色の濃い色だと勘違いする。

●果物の熟度がわかりにくい。特に夕張メロンは果肉が淡いオレンジ色で皮のほうが淡い緑なので境界がはっきりしない。

［健康］

●乳児のお尻のかぶれなど、皮膚が赤く腫れていることに気付きにくい。

●顔色で健康状態を判断できない。「顔色が青いね」という感じがあまりよく分からない。

●血便に気がつかない。血のかたまりが赤く見えず黒く見える。

でも、やっぱりほとんど困らずに生活しています。生まれたときから色弱の世界で暮らしていますので、色だけではなくその他の情報を感じとりながら、うまくやっているのではないかと思います。（注意・これらの困りごとは色弱の程度、タイプによりさまざまです。全ての色弱の人がこれらにあてはまるというわけではありません。）

※1　赤が暗く感じるのはＰ型の特徴です。Ｄ型は暗くは感じません。
※2　北海道ＣＵＤＯ会員の息子さんは「ぷよぷよ」が得意。色だけではなくわずかな形態の違いを瞬時に認識しているそうです。すごい！

精密検査で分かるタイプ

二〇〇五年に精密検査を受けました。北海道ＣＵＤＯの検証員になるための検査です。印刷物や表示が、色弱の人にもそうでない人にもきちんと伝わるデザインかどうかを確かめるため、北海道ＣＵＤＯでは色弱の人をＰ型強度とＤ型強度の二タイプとＣ型（一般）の3人の検証員で臨みます。

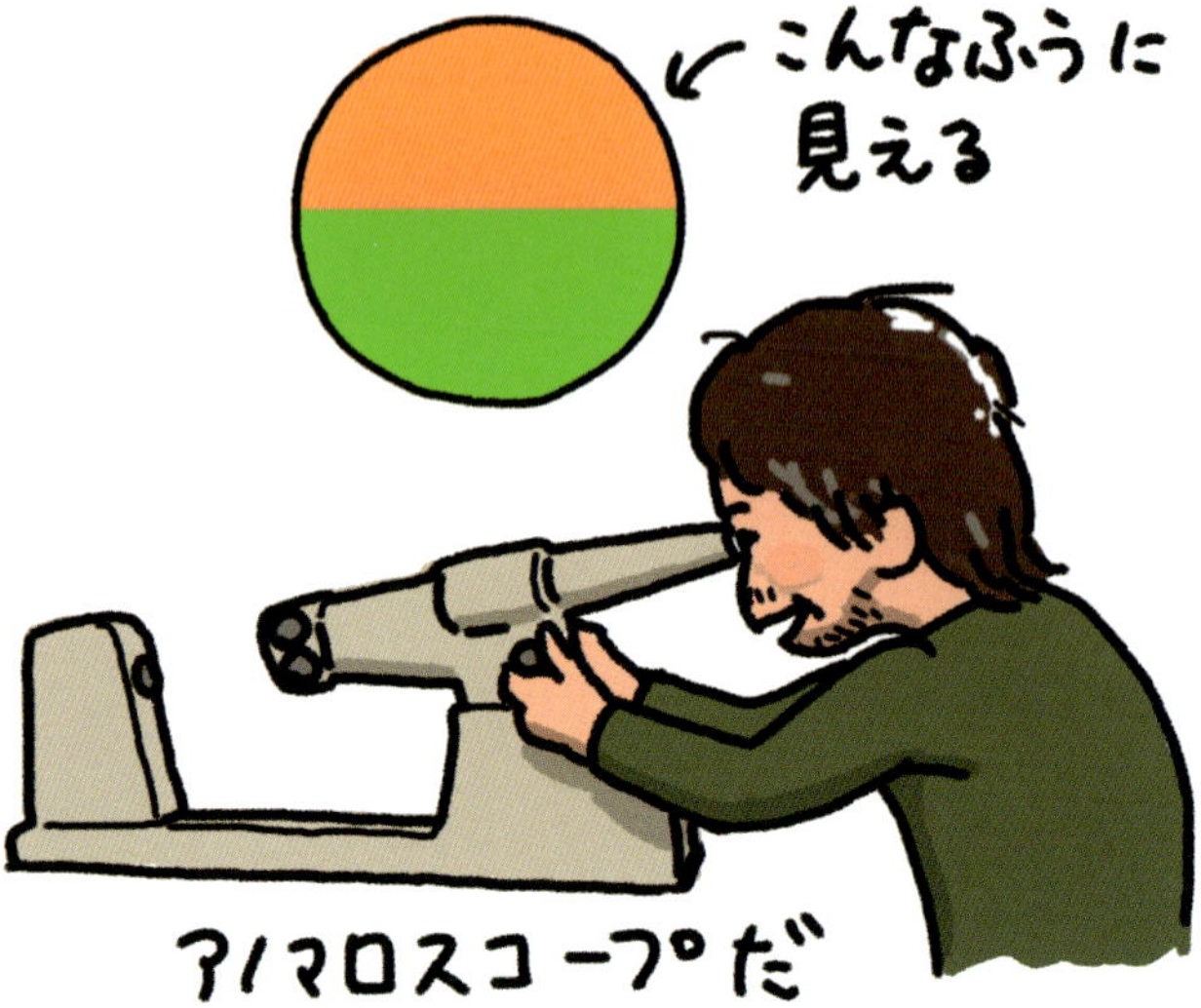

さて、最初の検査は石原式。一番なじみのあるモザイク模様の検査です。次が十五枚の小さなパネルを色の順番に並べる、パネルD-15という検査です。この検査はかろうじて通りましたので、弱い色弱であろうと診断されました。最後に「アノマロスコープ」と呼ばれる顕微鏡のようなもので調べました。のぞきこむと真ん中に丸があり、上下に色が分かれています。その色が同じになるようにダイヤルを調整するのです。ところが、これが難しい。「何秒以内に合わせる」という決まりがあるらしいのですが、見ているとどんどん色が変化してしまいま

す。同じになったと思っても、ちょっと別のものを見てもう一度見ると全然違っていたりします。「色は心で見ているんだなあ」と思いました。そして、自分の中の色弱のメカニズムにさらに大きな関心がわいてきたのです。

すべての検査結果が考慮され、私はP型弱度＝1型3色覚（以前の眼科用語で第1色弱）と診断されました。ちなみにそれまで私は自分のタイプを知りませんでした。赤緑系という点では似ていますが、P型とD型の特性はずいぶん異なります。

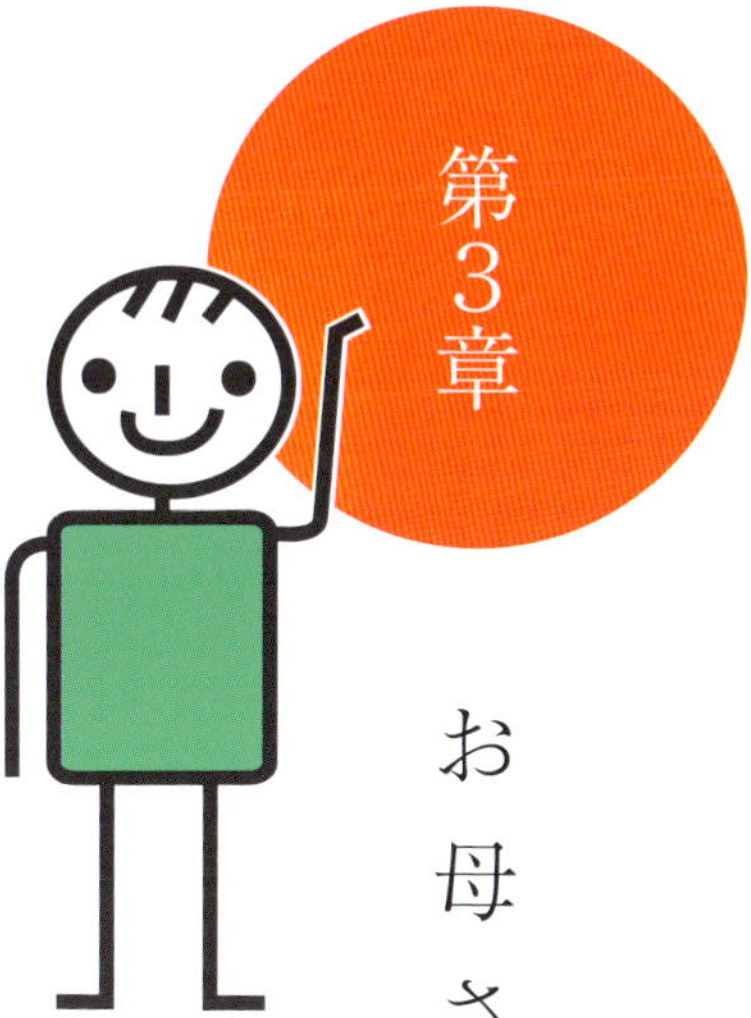

第3章

お母さんや周りの人へ

1 お母さんへ

これまでの活動で、たくさんのお母さんとお会いしました。色弱の子を持つお母さんもたくさんいました。お母さんたちはそれぞれに悩みを持ち、周囲のことを気にしながら、自分の遺伝子がお子さんに受け継がれたことを気に病んでいました。

息子さんが色弱？

お子さんが色弱だと気づいた時、お母さんは何をしたらよいのでしょうか。

近年たくさんの人の努力で、色弱の人を取り巻く環境は劇的に改善されてき

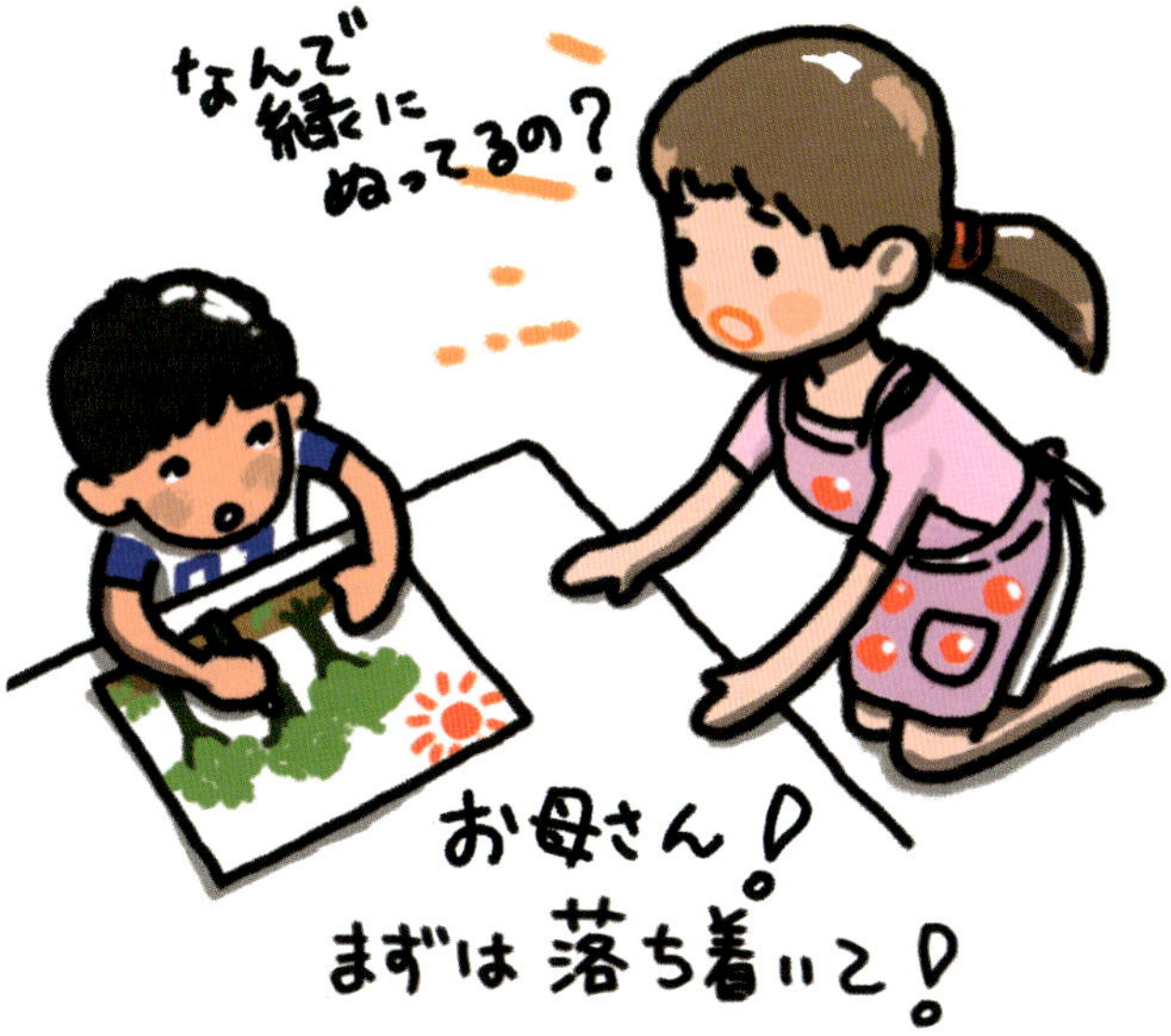
なんで緑にぬってるの？
お母さん！
まずは落ち着いて！

ています。私が学生だったころと違って進学や就職の制限もほとんどありません。その前提で大きく息を吸い込んで落ち着いてください。焦らずに。時間はたっぷりあります。急ぐ必要はまったくありません。お子さんがどのくらいの色弱なのかをゆっくり調べればいいのです。

何の問題もなく生活できますし、豊かな人生を送ることができます。ゆったりとした気持ちでお子さんとのコミュニケーションを大切にしてください。お母さんの動揺は直接お子さんに伝わります。大切なのはお母さんがどっしりしていることでしょう。「この色は何色に見えるの？」「この色は？」と矢つぎ早に質問することは避けてください。また「この子は色弱だ。治らない。私の遺伝だ」と悲観することもしない方がいいでしょう。親が動揺したり悲観したりすると、特に小さなお子さんの場合には「私は何かお母さんを困らせたのかしら？」と思ってしまいます。お子さんにもお母さんにも何の責任もありません。色弱は障害ではなく、人類にとって必要な個性のひとつです。お子さんに対して自信を持って深い愛情で包んであげてください。

そして次は勉強です。知識があれば不安もなくなります。正しい知識はお子さんの未来を開きます。色弱の人を取り巻く環境はどんどん明るくなってきています。最新の情報を得てください。色弱のメカニズム、遺伝の知識、見分けにくい色の組み合わせ、そのほか無理のない範囲で勉強してください。ただし、世の中には古い知識も混在していますので、なるべく新しい情報を得てください。また、インターネットをはじめ、得られる情報がすべて正しいとは限りません。信頼できる情報かどうか見きわめが大切です。手前みそになりますが、NPO法人「カラーユニバーサルデザイン機構」（CUDO）、NPO法人「北海道カラーユニバーサルデザイン機構」などの信頼できるサイトを中心に調べてください。

★第5章でも役立つ情報を詳しく紹介しています。

進学・就職は？

現在ではほとんどの大学、専門学校、高校で色弱に関して受験や入学の制限は設けられていません。防衛大学校[※1]、航空大学校[※2]などごく一部の学校だけが制限を設けています。

また、就職については厚生労働省が二〇〇一年、労働安全衛生規則を改正し、雇用時の健康診断の項目のうち色覚検査を廃止しました[※3]。雇用主が必要とする場合にも「色覚検査をしてはいけない」というものではありませんが、ひとつの大きな進歩でした。今の日本で色弱に関して制限のある職業は警察官、

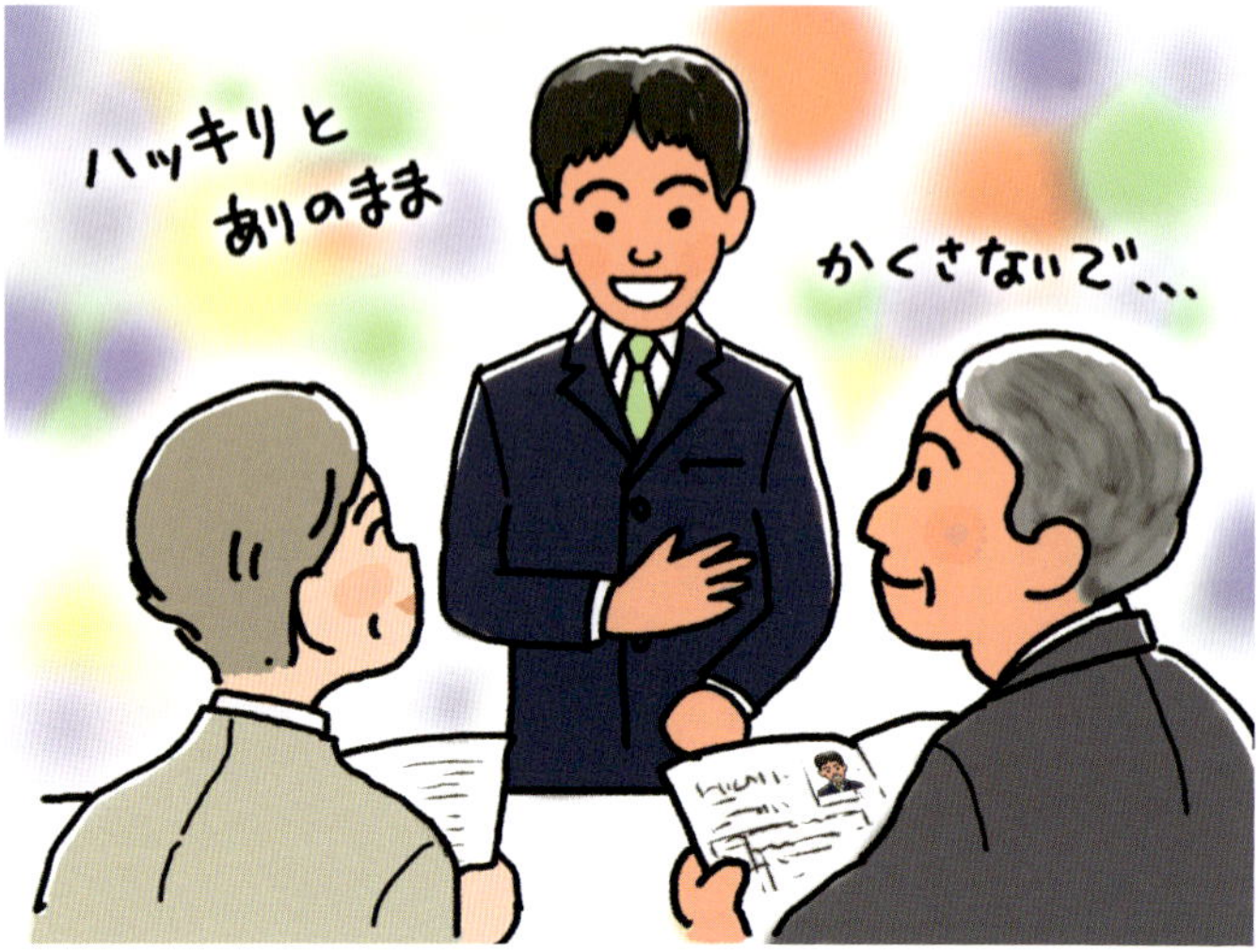

消防士[※4]、航海士、パイロット、鉄道の運転士などがあります。ただ、身体検査基準も年々見直されてきています。自治体によっても違うので最新の情報を得てください。その他にもデザイナー、印刷関連などでは制限を設けている職種があるようです。電気工事の現場では電線の色や模様によって配線しますので色弱の人にとってはかなりきびしいようです。いずれにしても、色を扱う職業の場合は色弱のことを隠すより雇用する側ときちんと話して、お互いが納得して入社することをお勧めします。

色弱という特性が、仕事をする上で

難しいのであればやむを得ないとは思いますが、ほとんどの仕事は色だけではなく、そのほかの情報もあります。色弱だというだけの理由でその仕事ができないということは、あまりないのではないかと思います。ですが、まだまだ古い知識のままで「色弱の人は色がわからない」と思っている採用担当者もいるかもしれません。私たちも地道に理解を深めてもらう活動をしなければと思います。

※1　平成28年度の防衛大学校の募集要項には「色盲または色弱でないもの」と記述があります。

※2　平成28年度の航空大学校のホームページには色覚に関しての質問に対し「航空業務に支障を来たすおそれのある異常がある場合、当校を受験することはできません」と記述があります。

※3　労働安全衛生規則の一部改正の概要（厚生労働省ホームページから）
「労働安全衛生法（昭和四十七年法律第五十七号）に基づく雇入時の健康診断の項目のうち、色覚検査を廃止する。あわせて、労働安全衛生関係法令に基づき職場の安全確保措置として色分けを活用する場合（化学設備のバルブの区分や有機溶剤の種類の表示等）においては、色分けとそれ以外の方法により行われなければならないものとする」

※4　消防士については各自治体により制限の有無があり、その制限も変化しているようです。

精密検査

お子さんが色弱かどうか、また、どの程度の色弱なのか。「色覚の精密検査」ができる専門医がいます。検査には時間がかかりますので、予約して訪問してください。ただし、精密検査を受けるには、ある程度の年齢になっている方がいいでしょう。検査は言葉でのやりとりですから、正確に正直に話せる必要があります。あいまいな言葉をもとに結果を出すことはできません。小学校高学年くらいの言葉の力が必要でしょう。もし、まだその年齢になっていなかったら、ゆっくり待ってあげてください。十分に間に合います。

困ることを知る・体験する

色弱の人はいろいろな場面で判断に迷うこと、間違えること、困ることがあります。間違えやすい色の組み合わせもある程度決まっています。

【灰色・青・ピンク】 いずれも明度が同じくらいで、彩度が低くなると特に間違えやすくなります。

【緑・茶】 同様に明度が同じくらいで、彩度が低くなると見分けにくくなります。明るく薄い緑と明るく薄い茶色、暗く濁った緑と暗く濁った茶色というような組み合わせが苦手です。P型とD型では次ページの図のように見え方が異なります。

最近ではコンピュータの発達でさまざまな道具ができています。また、まえがきに書いた「バリアントール」[※1]という、色弱の見え方が体験できるめがね、コンピュータで使用する色弱のシミュレーションプログラムも販売や無料配布されています。また、色弱の見え方がシミュレーションできるコンピュータ用のモニターも開発され、デザインの現場で活躍しています。二〇一〇年には札幌在住の研究者、浅田一憲博士が手軽にスマートフォンで使えるように、色弱の人たちのための支援ツール「色のめがね」と、色弱の見え方をシミュレート

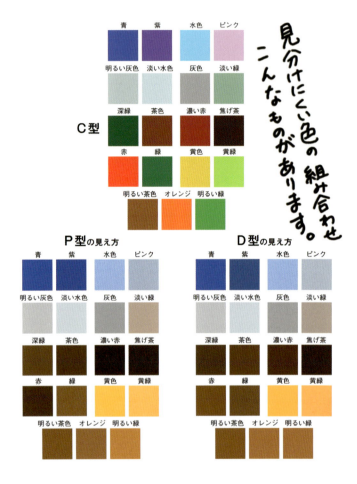

見分けにくい色の組み合わせ
こんなものがあります。

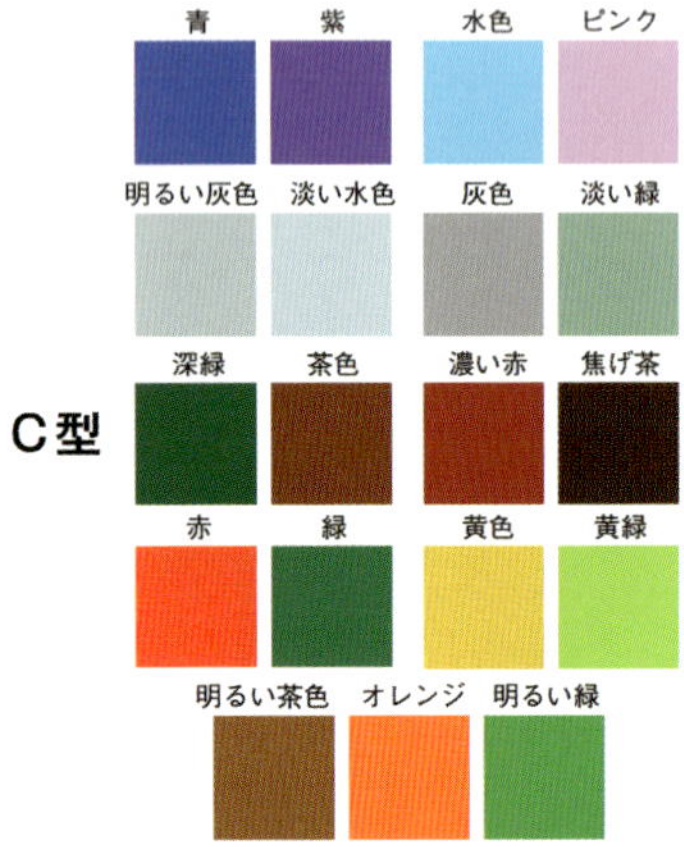

P型の見え方

D型の見え方

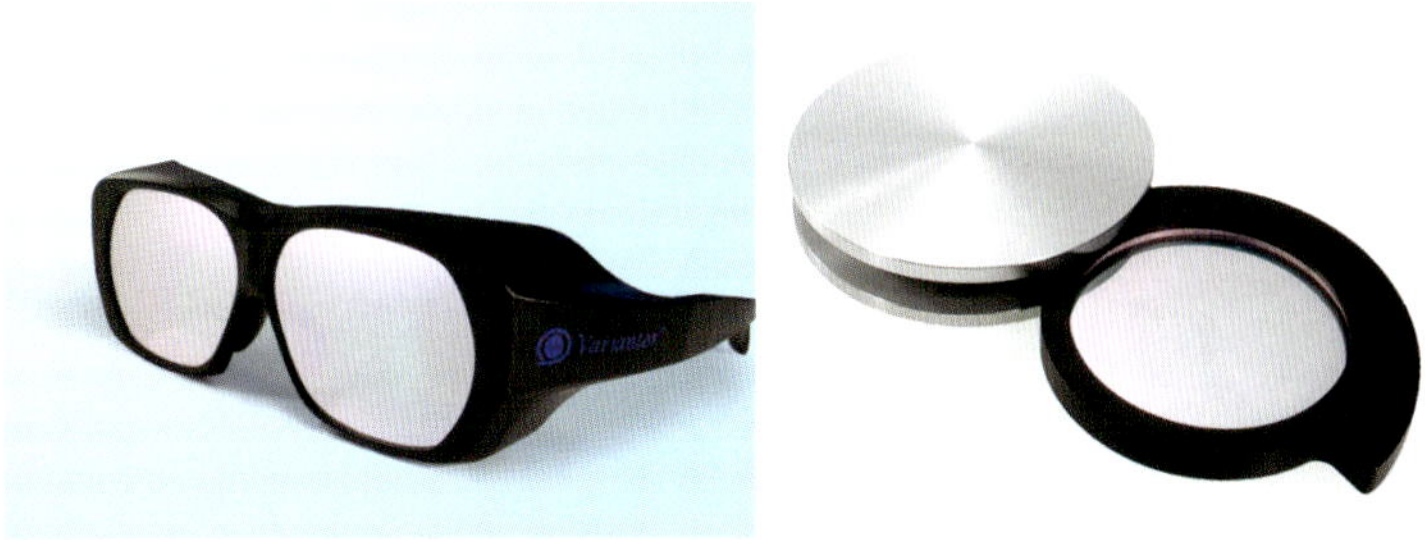

バリアントール(左)　とルーペ型のパンケーキ(右)

できる「色のシミュレータ」を開発してくれました。[※2] 私たち北海道CUDOも、これらの色弱体験ツールや、カラーユニバーサルデザインに配慮した製品などを紹介したり、色覚の不思議さを体験できる展示会を二〇〇七年秋から始めてその後も一年おきに継続開催しています。

※1　バリアントールについては第5章157ページで紹介しています。

※2　「色のめがね」と「色のシミュレータ」はどちらも無料です。第5章154、155ページで紹介しています。

★第2章の「困ることは?」と、第5章も参照してください。

色弱は治りますか？

「色弱は治りますか？」とよく聞かれます。現代の医学では色弱は治りません。遺伝子の特性ですから。でも、ちょっと待ってください。そもそも「治す」「治療する」とは異常な状態を正常な状態にすることを言います。色覚異常とか、色覚障害という言葉の裏には、色弱は劣っている、正常ではないという考え方が隠れています。色覚はもともと多様なもので正常、異常という論議に無理があったのかもしれません。例えば日本人に多い血液型のA型が正常で、少数派のＡＢ型を異常とは言わないのと同様に考えていただきたいのです。

しかしながら、色覚が多様であるという知識がまだ社会全体に行き渡っていないのでしょう。Ｃ型（一般の人＝色覚における多数派）の人たちの得意な色使いで、またＣ型の人たちだけに通じる色の名前でこの社会が組み立てられてきました。例えばC型の人が判別しにくい紺と黒の区別は、色弱であるP型やD型の人は比較的楽に判別できます。水の中の魚を発見する能力もC型よりも優れているようです。明度差にはP、D型の方が敏感です。

このように、ものごとを科学的に冷静に見れば「色覚障害」という言葉は個人に属しているものではなく、社会の方に属していると言えるのです。つまり、色弱の治療方法は社会全体をカラーユニバーサルデザインにすることだと言えるのではないでしょうか。ですから、お母さんたちもお子さんの色弱について悲観せず、次の時代の新しい価値観をつくるためにお力をいただければと思っています。

2 周りの人へ

友達とどう接したら？

お子さんに色弱の友達がいたら、どのように接すればいいのでしょうか。また、お子さんは友達をどのようにサポートしてあげられるでしょうか。

何よりも必要なのは「色弱に対する正しい理解」です。いままで色弱の人たちは知識の不足による偏見で、多くの誤解を受けてきました。正しい知識によって、偏見や誤解をなくすだけでも素晴らしいサポートになります。基礎的な知識があれば、さまざまな場面で応用が利きます。その知識をかみ砕いてお子さんにお伝えください。何かの折に、さりげなく色弱の友達をサポートすることもできるでしょう。

こうしたことには、養護の先生、担任の先生の理解、色弱の子を持つ両親の理解、学校全体の取り組みなどさまざまな要素が微妙に関連します。すこし慎重に、ゆっくり動かれることをお勧めします。

★正しい知識については第5章も参照してください。

学校の先生は？

二〇〇三年度から義務教育の定期健康診断から色覚検査がなくなりました。検査がなくなったのは大きな変化ですが、逆にこのことで教育現場では色覚についての意識が低くなり、知識も少なくなっていると聞きます。また、検査が

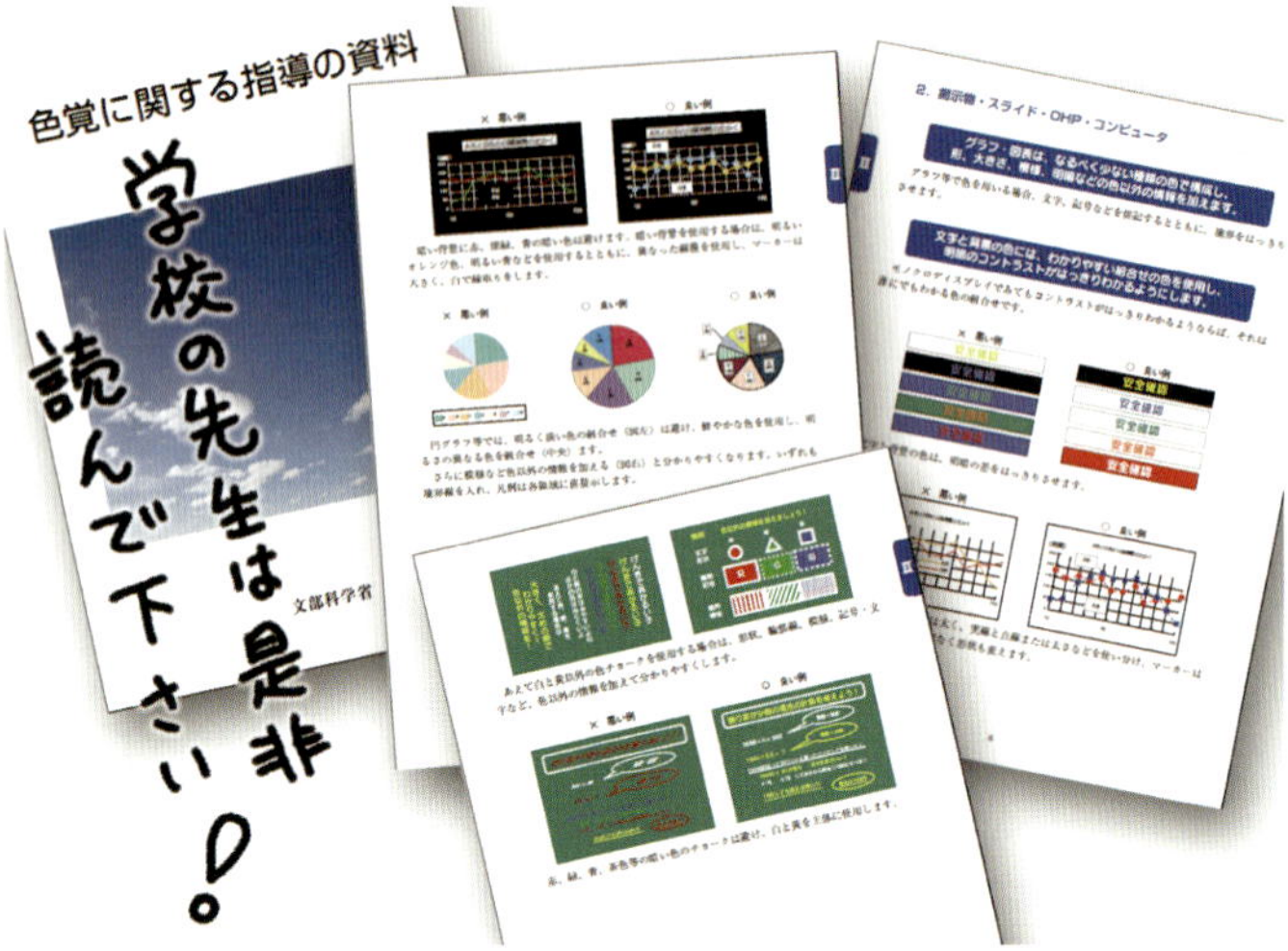

ないということは本人が色弱だと気づく機会も少なくなるということです。ずっと知らずに生活して、警察官やパイロットになろうと試験を受けた時にショックを受けるよりは、事前に知っておいた方がいいと思います。

そのためには、学校の先生も注意深く児童や生徒を観察して「もしかしたらこの子は色弱ではないだろうか？」という推測をし、時には保護者の方に相談する必要があるかもしれません。先生にはそれができるだけの知識が必要です。教育関連の資料としては「色覚に関する指導の資料」があります。旧文部省版

（一九八九年 三月）と 文部科学省版 （二〇〇三年 五月）のどちらも、色弱の児童や生徒をどのようにして指導していけばいいのか、親切にていねいに書かれています。文科省のサイトからＰＤＦファイルをダウンロードして印刷して下さい。

学校の先生からは、「色弱の子は赤いチョークが見にくいと聞きますが、どのような対応がありますか？」と質問されます。黒板は濃い緑のものが大半です。その場合、既存のチョークのピンク系の赤は暗く読みにくいです。色弱のタイプによっては暗い灰色と感じたりもします。青と白のチョークが似て見えて、区別しにくいタイプの人もいます。白と黄色のチョークだけを使うと無難かもしれませんが、多様な情報を表現し、楽しい板書を実現するには物足りないでしょう。

日本理化学工業の「ダストレスｅｙｅチョーク」は「朱赤・緑・青・黄色」の四色が、さまざまな色覚の人にも違いが分かりやすいように調整されています。それ自体が色覚の多様性についての啓発効果も持つことからカラーユニ

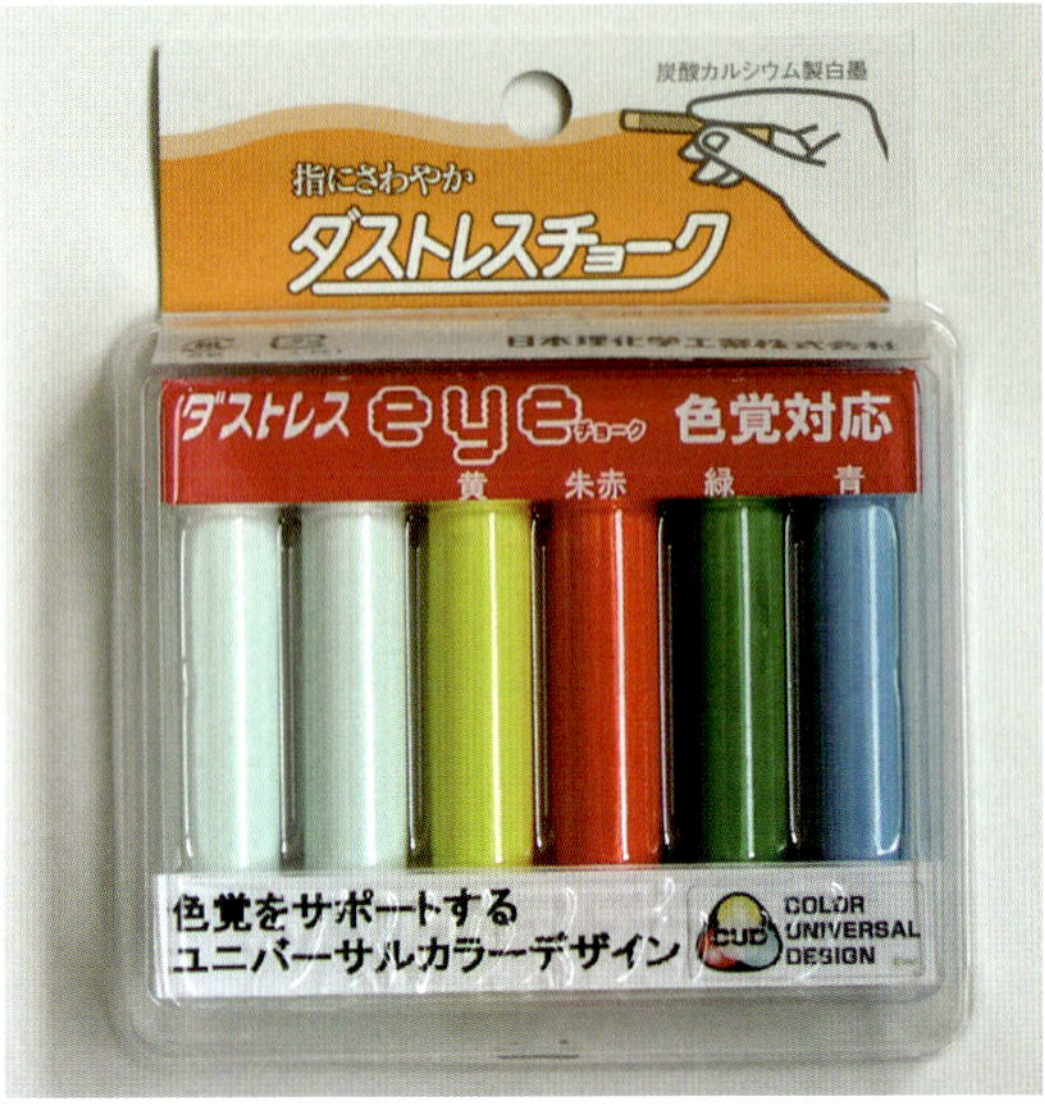

日本理化学工業株式会社　ダストレス eye チョーク
価格は従来品と同じ

バーサルデザインとして認証を受けた製品で、私たちは各教育現場で取り入れていただけるよう薦めています。また、授業では「ここの赤で書いたところは大事だよ…」というように色の名前を声に出しながら使ってください。また、色の名前が混乱してしまいますので他のチョークと混ぜて使用しないことも大切です。eyeチョークを採用した札幌のある小学校では、C型の児童からも「こっちのほうが見分けやすい」という言葉をもらいました。

★「色覚に関する指導の資料」については第5章164ページをご覧ください。

兄弟姉妹はどのように？

兄弟のだれかが色弱の場合には、一種の個性ととらえて接してください。C型中心につくられた社会では色弱の人たちはどうしても見分けにくい色の世界に住むことになってしまいます。小さな困りごとがたくさんあります。そのことを十分に知識として持っていただき、それとなく優しく助けてください。「かわいそうに」とか「こんなにきれいなものが見えないの？」というような視点ではなく、違いを知り、受け入れてください。

ここで、第５章１２６、１２７ページの「遺伝の図」をご覧ください。兄弟姉妹にどのように色弱の遺伝子が伝わっていくのかが分かります。注意しなくてはならないのは図Bの場合です。男の子が色弱かそうでないかは年齢を重ねると分かってきますが、女の子が保因者かどうかは色弱の男の子を産むまで分かりません。少し不安かもしれませんが「可能性がある」という程度に気楽に記憶しておいてください。

親せきには何を言えばいいのでしょう。これは個別に異なるでしょう。ですが、どんな場合にも「正しい知識」が大切です。色弱の遺伝の仕組み、視覚のメカニズム、どのように見えているのか？　進学就職のこと、困ること。これらの正確な最新の知識が共有できれば、大きな問題にはならないとは思います。過去に誤解と偏見があったとすれば、ひとつひとつ取り除いていくにはある程度の時間と労力が必要かもしれません。もし、何か問題が起きたとしても、気長に楽観的に対処してください。

恋人が色弱の場合は？

繰り返しになりますが、優しい、思いやりに満ちた、そして気楽な気持ちで接してあげてください。私の場合は、色に関する話にはちょっと神経質になりがちでした。生まれつき多数の人と違った色の世界の中にいて、色については何となく自信がありません。ただ「腫れ物に触るように」扱われると余計に気になったりします。遺伝の知識をはじめ正確な知識を少しずつ身につけて、彼・彼女が望むことを自然にサポートしてあげてください。

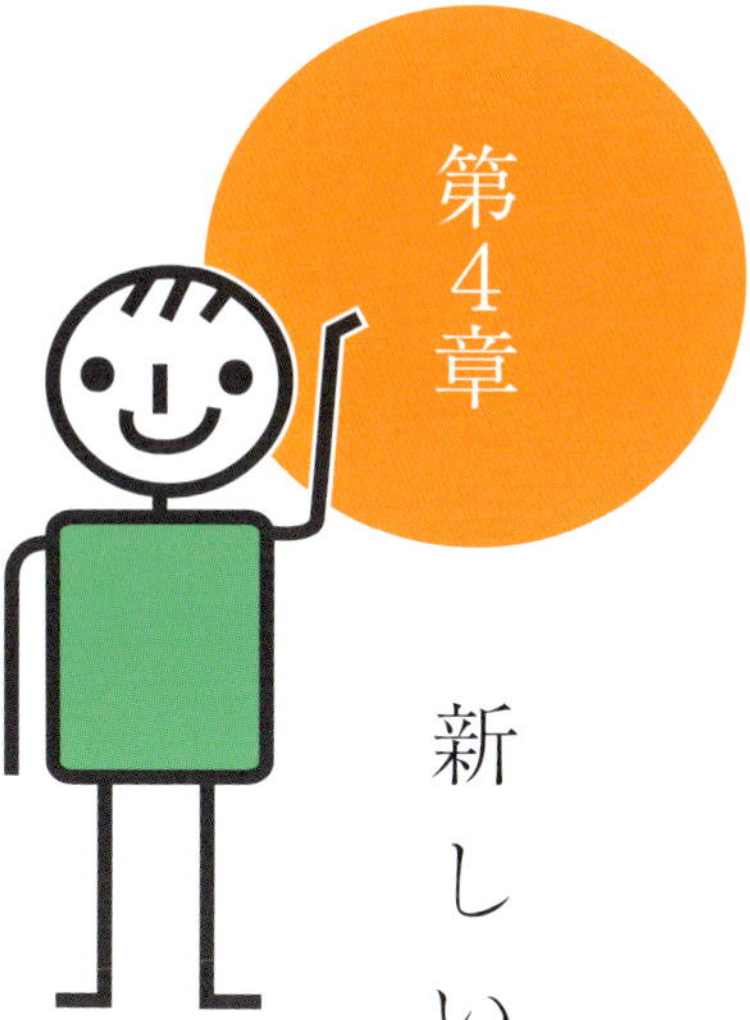

第4章

新しい常識へ

1 知られていない色弱

「信号は見分けられるの？」

第2章で書いたとおり、私の知識も北海道CUDOに参加するまでは不確かであいまいでした。一般の方の知識もたぶん似たようなものでしょう。最近ますます「私は色弱なんです」と言う機会が増えました。その時の質問で一番多いのは「信号は大丈夫ですか？」です。色の判別ではこれが一番重要なことだと考えられているようです。

それには「一般の方よりも見分けにくいですが、見分けられます。さらに三色並んだ位置関係の情報もあります。信号は色弱の人にも配慮され、明るさも赤を少し暗くするなど見分けやすいように調整してあります。色弱の特性として明度に敏感ですから、見分けられない心配はほとんどありません」と答えています。そのほかにも「色盲っていうのは白黒の世界なんですか?」「赤緑色盲というのは赤と緑の区別がつかないと言うことなんですか?」「野菜の色が分からないと食欲がわかないのでは?」などの質問もいただきます。これらに丁寧に答えていると、すぐに一時間くらいたってしまいます。そのたびに「色弱の知識が社会全体に足りない」ということを思い知らされます。

一般の人の反応は

北海道CUDOは二〇〇七年秋、紀伊國屋書店札幌本店の二階で、カラーユニバーサルデザインに配慮された製品や印刷物などの展示会「CUD EXPO 2007」を催しました。私が客員教授をしている大学の学生にも見てもらいました。以下はその感想から気になる言葉を拾い上げたものです。ちょっと子供っぽくても、まっすぐで素直な感想です。誤解や勘違いもたくさんあり、色弱の知識は正しく伝わりにくいものの一つだと痛感しました。色弱の私としては読めば読むほど悲しくなるような言葉もあります。しかし、私たちがこれから何をしていけばいいのかを教えてくれる貴重な言葉でもあります。

- 色弱は色を感じる力の弱い人だと思った。
- 色弱の人は何を見ると美しいと思えるのか（会場に展示されている色弱のシ

ミュレーションを見ての感想）。

●色弱の人は白黒テレビのような視界で風景などを見ているものだと思っていました。

●赤が見づらいということが分かった。赤は広告でもっとも使用される色だ。色弱の人から見たチラシなどは見づらいものでしょう。

●色が同じに見えるから自分の生きる世界が味気なく感じる。

●色弱体験めがねをかけてさまざまなものを見ましたが、色弱というものがどれだけ日常生活を不便にさせるのか、よく知ることができました。

●赤いはずのベスト電器の看板がセピア色に。なんだかちょっと寂しい感じになってました。

●色の見え方によってはものの感じ方が一人一人違うということだ。色弱の人に見えやすい色づかいができても感じ方は同じにはならないのだと思った。

●健常者は信号だと「赤」＝「止まれ」、「青」＝「進んでもよい」が目で判断できるけど、色弱の人は同じに見えたり、逆に見えたりする。食べ物で言えばリンゴとナシの区別がつかないかもしれない。だから色弱の人でも色の区別ができるようなものをできるだけ早く作ってもらいたい。

- 人と人との感性の違いを感じました。同じ人間でとらえ方（見え方）の違いを感じ、自分はみんなと一緒なのだろうかと不安も感じました。

- なんともまずそうな野菜の羅列。たくあんかと思って見ていたら実はキュウリだったことに大変なショックを受けました。

- 野菜のシミュレーション映像を見た。こんなふうに見えるのか。やっぱり、ピクルスだらけのハンバーガーは食べたくありません（ハンバーガーに赤いパプリカを入れているのが赤く見えないことを指して）。

- 料理や食べ物のディスプレーを見ても、あまりおいしそうに見えない。

- 食べ物の色が足りないとまずそうに見えて仕方ない。

- 色弱体験めがねをかけたら、今まで自分の見ていた世界の彩度が下がった。自分は正常に色が見えてよかったと思った。

- 健康体の人たちが見えている色が色弱の人にはどのように見えるかなどをわ

かりやすく説明してくれたり…

●色弱という言葉は知ってはいたけど、実際には詳しい症状などは理解していなかった。自分が日常生活で見えている色は当たり前ではなかった。色を正確に認識できない人がこれだけの割合で存在するのだ。

●正常色覚者と比べると色弱の人は赤や緑をうまく認識できないことがわかった。

●色弱の人の見え方が分かるサンプルを見て、なんだか全体が茶色っぽい印象を受けた。こんな見え方で生きている人々は、きっと大変なんだろうなあと思った。それよりも正直なところ、言い方は悪いが人生損しているような気もした。ちなみに明度や彩度も見やすさに関係していると知った。

まずは言葉づかいについて「正常色覚者」「健康体」「症状」「うまく認識できない」「こんな見え方で生きている」などの差別的な言葉がたくさん出てきます。このほか、「色覚異常」「疾患」もありました。これらの言葉づかいは、そのつもりはなくとも「私たち多数派は正常で正しく、色弱である少数派は異常で間違っている」という社会全体の意識を反映しています。このような言葉や考え方を変えていく努力を、少しずつ積み重ねていく以外にはないのかもしれません。

また、色弱の人の見ている世界を寂しいとか、味気ないとか表現していますが、実はそうではないのです。色弱の人たちも生まれたときからその色の世界に住み、その色を感じています。そして、豊かな「こころの色」の世界を創りあげているのです。それは分かっていただきたいと思います。

日本の特殊な事情

よく「外国では色弱についてはどのような制限があるのですか?」と聞かれます。しかし、どうやら外国では色弱についてそれほど気にもしていなくて、あまり知識もないようです[※]。日本では戦前、徴兵の際に使用された石原式色覚検査表が大きな役割を果たしました。これは広く一般に普及し、戦後も義務教育の健康診断に使われ続けましたから、色弱について「知らない」という人はほとんどいません。

しかし、石原式は「色弱を見つけ出す」ための検査方法でしたから、逆に「色弱は劣った人たちなので、このような職種には向いていない」という偏った知識が広がってしまいました。その誤解と無知のために多くの人の人生が変わったのでした。しかし、近年たくさんの人の努力で進学や就職の制限はずいぶん少なくなりました。ところが、その事実を知らない人たちが昔と同じように「色弱は理科系には進めない」などの知識のままでいるのは残念なことです。私たちのするべきことはたくさんあると感じます。

※北欧・フランスでは男性の8〜10%が色弱とのことです。つまり12〜10人に一人という割合です。

誰にも優しいデザインを

最近、雑誌のカラーページが増えています。三十年ほど前は雑誌といえばモノクロがほとんどで、カラーページと言えば何か特別なページという感じがしたものです。ところが、今やオールカラーは当たり前。これもコンピュータによる印刷関連技術の発展によるものなのでしょう。テレビの地上デジタル放送では、いろいろな情報が同時に見られるようになりました。これらもカラフルな文字や図で、情報が分かりやすいようにデザインされています。

パソコンのおかげで誰でも簡単にカラフルな情報を作り出せる時代になりました。さらに、電光掲示板、電子機器の操作画面、自動車のメーターパネル、家電製品などのパイロットランプもいろいろな色が使われ、それぞれに意味のある情報が含まれています。誘導サイン、路線図、時刻表などにもさまざまな色が使われ、意味のある色分けがされています。現代社会は街なかや情報の中にカラーがあふれ、色のついていない情報の方がむしろ少ないと言っても良いでしょう。ところが、これらの色使いはC型の人の見え方だけを考えて作られている場合がほとんどで、色弱の人が情報を読み取れずに不便を感じるということは知られていません。

いろいろな色覚を持つさまざまな人に配慮して、なるべくすべての情報が正確に伝わるよう、使う人の視点に立って作られたデザインを「カラーユニバーサルデザイン」（ＣＵＤ）といいます。行政・教育・公共機関・企業等、社会全体に呼びかけ、色弱に関するさまざまな情報を伝えて理解を広める活動も含めて「カラーユニバーサルデザイン」だと、私たちは考えています。

2 動き出した北海道CUDO

伊藤先生と岡部先生

ここで、北海道CUDO設立の経緯をお話ししましょう。

情報生命科学が専門の東京大学の伊藤啓先生、発生学が専門の東京慈恵会医科大学の岡部正隆先生。カラーユニバーサルデザインの草分け的な二人です。

インターネットの色弱関連の掲示板に私が書き込みしたのをきっかけに、お二

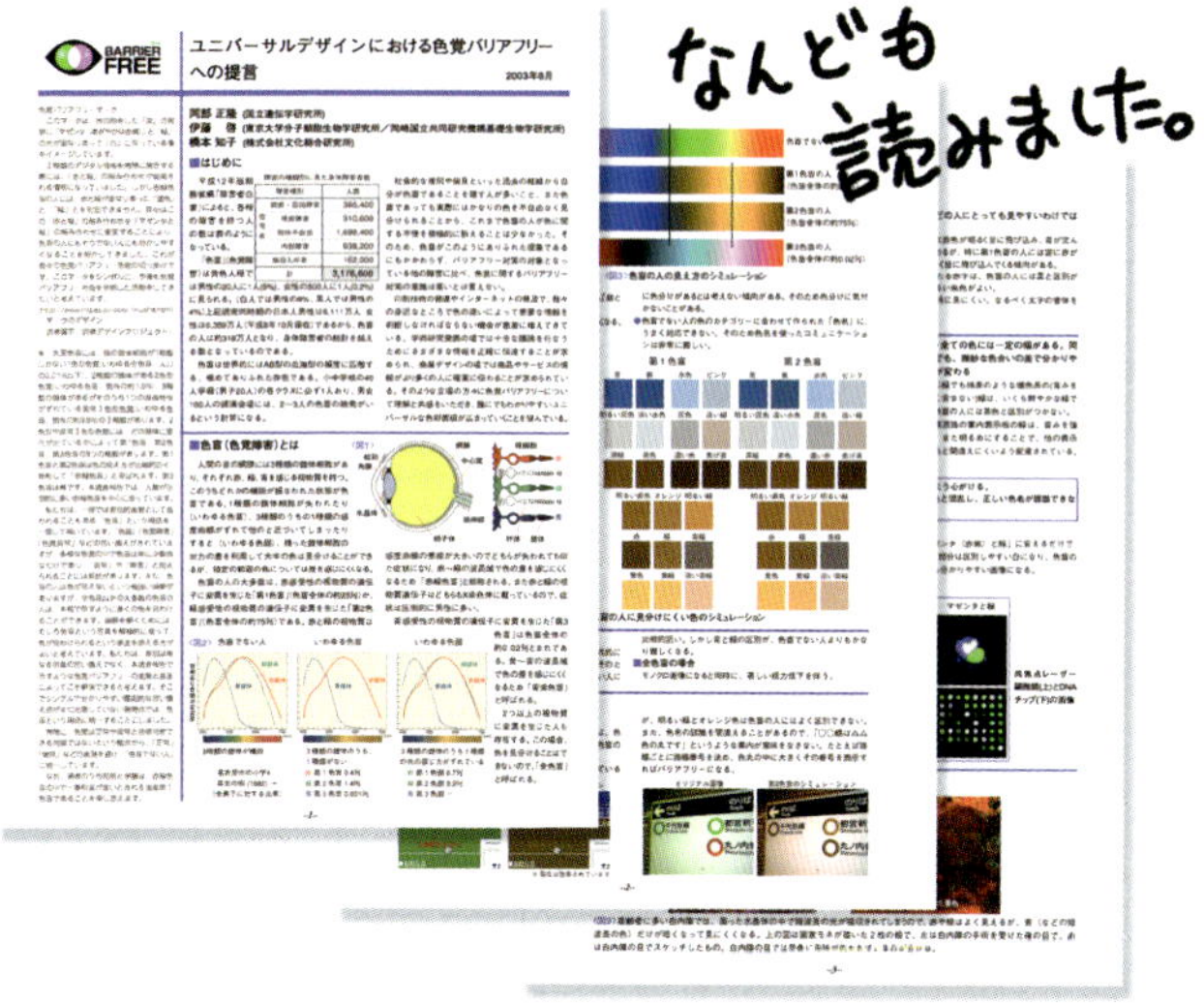

人とメールをやりとりするようになったのは二〇〇三年のことです。その後、お二人の論文「ユニバーサルデザインにおける色覚バリアフリーへの提言」なども繰り返し読みました。私の中でぼんやりしていた色弱への疑問が一つずつ解消されていきました。岡部先生の紹介でカラーバリアフリーのサイトに「色盲・色弱の人の体験談」を書かせていただいたり、総務省の「交通バリアフリーへの提言」というリポートの協力者として新千歳空港の調査にも参加しました。その時、「色弱の可能性を持ってこれから生まれてくる私の孫のためには、何かしな

ければいけないのかなあ」とぼんやり思いました。

谷越さんとの出会い

二〇〇四年秋。一通のメールが来ました。「初めてメールさせていただきます。私は、札幌で印刷会社を営んでおります谷越律夫と申します。色覚バリアフリーデザインで、東京大学の伊藤先生から紹介を受けてメールをしています。あらためて栗田様とお会いし、お話を伺ってみたいと思うのですが…よろしくお願い致します」という、大変ていねいな内容でした。谷越さんも色弱のことを調べるうちに伊藤先生と岡部先生につながったのです。そして、東京でカラーユニバーサルデザインのNPO法人設立の動きがあるのを知り、北海道でもつくりたいと両先生に相談していました。「谷越さん、北海道で色弱のNPOをつくるなら、札幌に色弱でデザイナーをしている栗田さんという人がいるので相談に行ったらどうですか」と勧められたのです。

谷越さんとお会いしました。ホントにマジメそうな方です。印刷会社の社長をしていながら色弱の知識がなかったこと。あるきっかけで色弱のことを勉強し、重要だと気づいたこと、色弱の人に配慮した印刷物をつくりませんかとお客さんに呼びかけているがうまく浸透しないこと、理解を広げるためにはNPOを立ち上げる必要があること…。熱く語る谷越さんに、私はその時「印刷屋さんが色弱の人のためにNPOをつくるのは難しいでしょう。『この活動を通じてもうけようとしている』と思われます。ほんの少しでも『もうけよう』という気持ちがあると、それが伝わってしまい、うまく行きませんよ」と言ったのです。谷越さんは「なるほど。そうですか」と帰って行きました。

三日後、谷越さんが再び来ました。「栗田さん。あれから自分の心に聞いてみました。この活動をなぜやりたいのかと。そして確信しました。もうけようという気持ちも我欲も一〇〇%ありません。色弱の問題は人ごとではありません。色弱の人は男性の二十人に一人、女性の十人に一人は保因者です。つまり、私の子供もその確率で色弱の人に出会い結婚するかもしれません。避けて通れないことだと思います。さらに印刷業界にいる私自身としても是非とも必要な活動だと思います」と言います。私は先日の自分の言葉が恥ずかしくなりました。偉そうに言った「我欲があればうまく行かない」という言葉はむしろ私自身の心の中を映していたのでした。「この人なら大丈夫」と私は強く思いました。

さらにメンバーが

それから何度か打ち合わせを重ねました。「立ち上げに参加してくれる人がもう一人、欲しいですね」と言っていたところへ、札幌のグラフィックデザイナーである徳中康弘さんが現れました。二〇〇五年の冬でした。徳中さんは「デザイナーは社会的な活動をする必要がある」と考え、NPO設立を模索

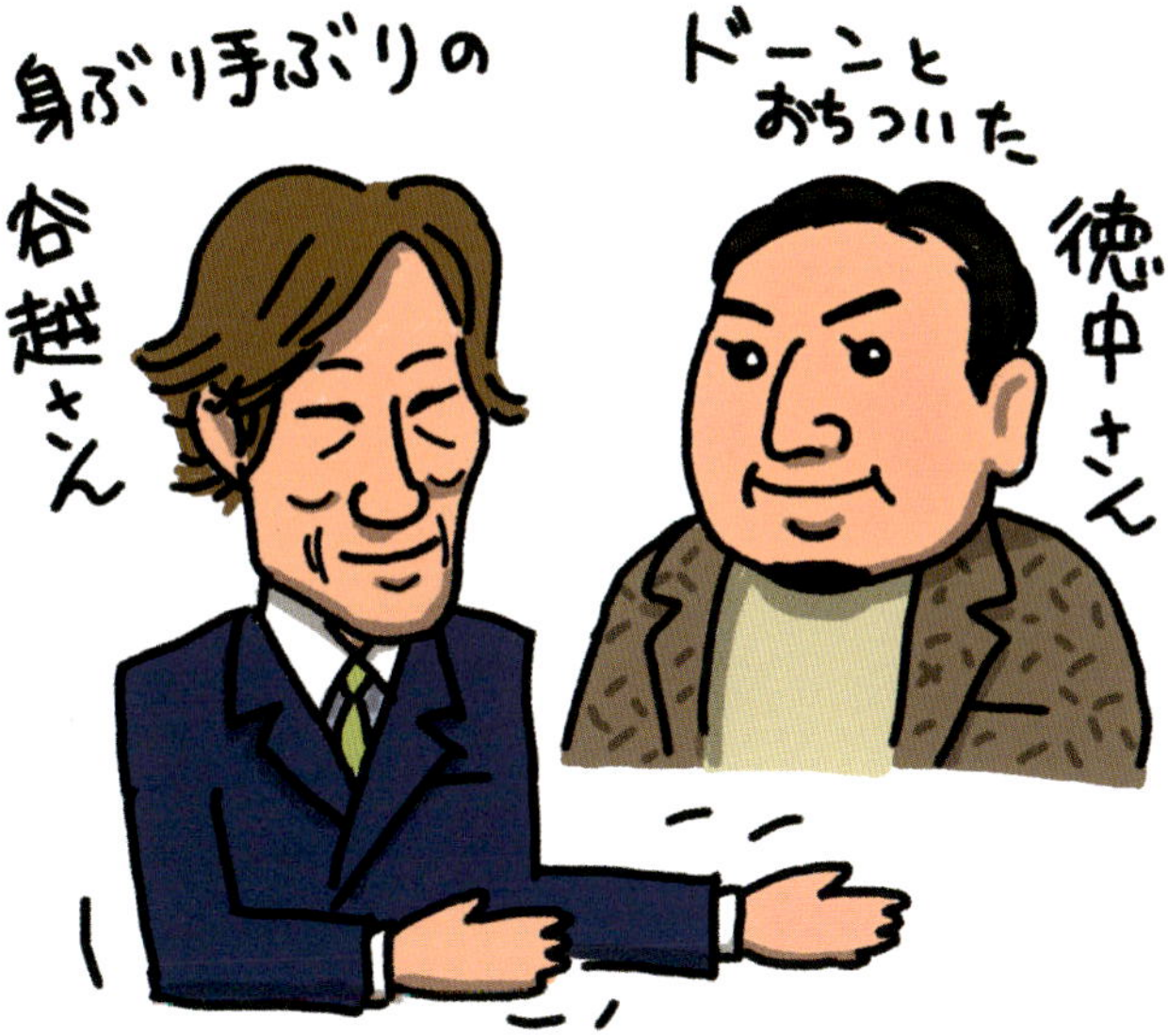
身ぶり手ぶりの
谷越さん
ドーンとおちついた
徳中さん

していました。その思いと私たち二人の考え方が一致して、活動に参加することになりました。謙虚な穏やかな方で「デザイナーにありがちな自己顕示欲の少ない人だなあ」というのが私の第一印象でした。三人寄れば文殊の知恵。あれよあれよという間に知恵が出て二〇〇六年三月、晴れてNPO法人「北海道カラーユニバーサルデザイン機構」（北海道CUDO）が設立されました。東京のCUDOに続き、全国で二つめのカラーユニバーサルデザイン推進団体の誕生です。

「色弱者の本音」連載

すぐに北海道新聞社の友人に「色弱の人に優しい社会をつくるためのNPOを設立したので紙面で紹介していただけないか」とお願いしました。紹介された生活部の大口弘明記者は私たちの話に興味深く耳を傾けてくれ「実は四月から毎週一回の連載コラム欄があきます。書いてくれませんか? 二十六回なんですが」。谷越さんと私はびっくり…。こんな素晴らしい話があるでしょうか。このタイミングは偶然とはとても思えません。神様が「頑張りなさい」とチャンスをくれたのでしょう。半年間、私と谷越さん、徳中さん、そして北海道CUDOのメンバーで書きました。「栗田さん。この書き方では読者の心を突き放してしまいますよ。優しい気持ちでみなさんに伝わるように」。メールで原稿をやりとりするたび、大口さんからアドバイスをもらいました。本当に感謝、です。

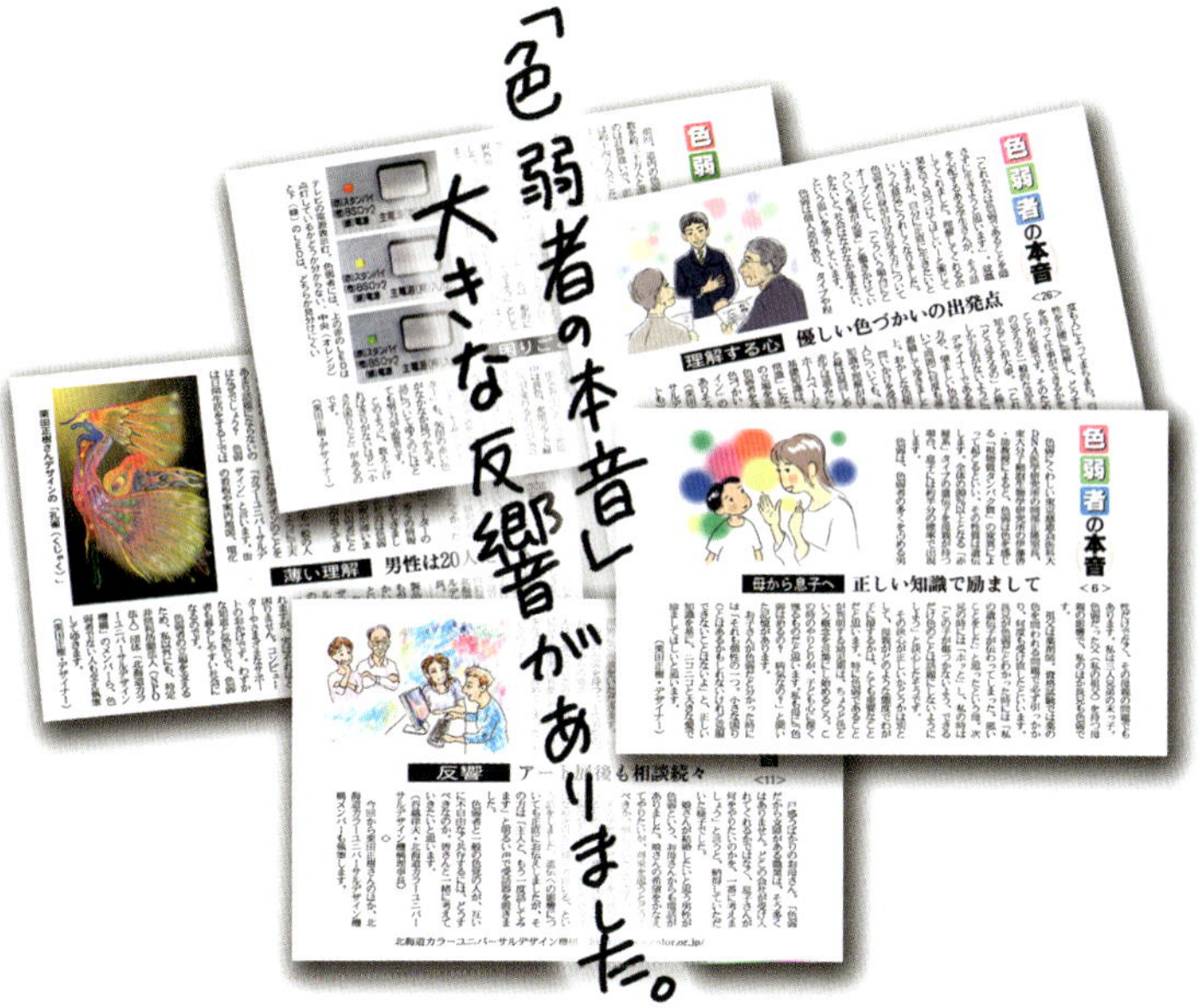

こころの色展1

一方で「誰にでも分かりやすくて、今までになかった新しいイベントを開こう」と計画づくりが始まりました。私は以前から「色弱のアート展やろうよ」と言い張っていました。その「こころの色展1」は、徳中さんの知り合いが運営する札幌の画廊で五月に開きました。絵やポスターを十四点飾り、それぞれ色弱の人にどのように見えているのかをシミュレーションした絵と並べました。新しい切り口のアート展。珍しい展示だと、新聞やテレビでも広く取り上げられまし

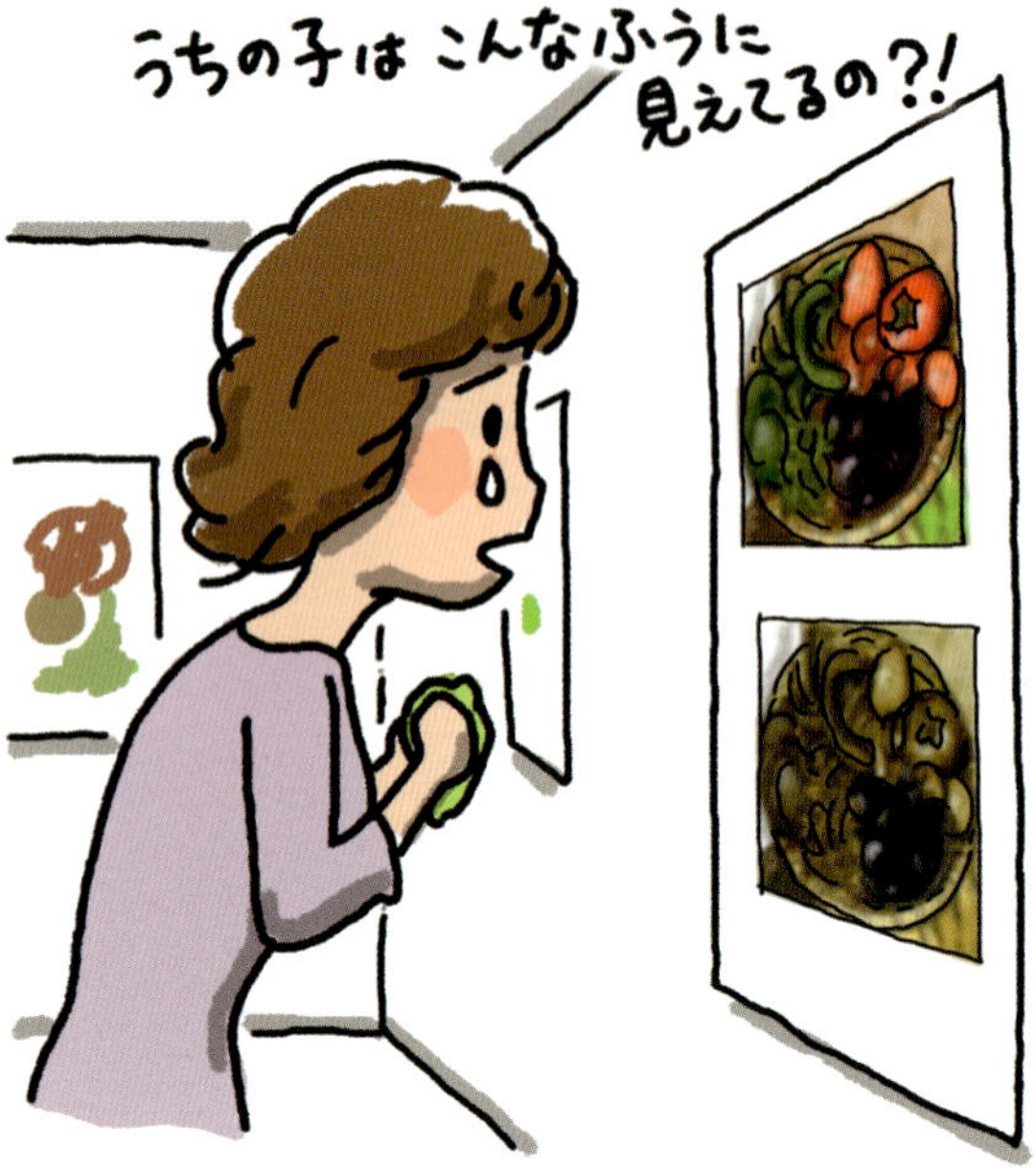

た。六日間で六百人以上の来場者。反響の大きさに責任の重さをあらためて感じました。

会場には何人もの色弱の人、色弱の子を持つお母さんが来ました。「うちの子はこんなふうに見えているんだ」とじっと絵を見比べて動かないお母さんもいました。目には涙が光っていました。そして「このような展示会を開いていただき、ありがとうございました。息子がこのように見えているということが初めて分かりました。よかったです。少しでも理解してあげられるような気がします」という言葉は、私たちを大いに勇気づけました。

「石井ちゃんとゆく！」

ここで忘れてはならないのは北海道文化放送（UHB）のユニバーサルデザインキャンペーン番組「石井ちゃんとゆく！」です。この番組も「こころの色展1」を取材してくれました。わずか二分という時間の中に「よくもこれだけ内容を分かりやすく詰め込んだものだ」と感心するほどの親切さ。まさにユニバーサルデザインのお手本のような番組です。ディレクターの山田素子さんとパーソナリティーの石井雅子さんには「分かりやすく伝える」気持ちを教えられました。その後もカラーユニバーサルデザインの話題や製品を何度も取り上げていただき、取り上げられた各企業さんも絶賛する内容です。二〇〇一年に始まり、何度も高視聴率をたたき出しましたが、惜しまれながら二〇一四年三月三十日の放送をもって終了しました。

サイエンスカフェ札幌

二〇〇六年の夏、北海道の大学の教育組織が毎月、紀伊國屋書店札幌本店で開いているイベント「サイエンスカフェ札幌」で、「色覚の多様性とカラーユニバーサルデザイン」の話をすることになりました。伊藤啓先生から私を紹介されたという、発生学を研究している一星礼《いちほしゆき》さんという女性の依頼でした。一星さんは、もとはテレビ局に勤めていたこともあり、「分かりやすく伝えたい」というエネルギーと気づかいと方法をきちんと持っていました。シナリオと細かな進行表はもちろん、質問用紙をそろえ、回答をどう張り出すか、ボードに何枚紙が張れるのかなど、こと細かに計画し、スムーズに進行するよう考えてくれました。

当日、会場に行ってびっくり。座りきれない人たちが集まっています。補助いすを全部使っても足りません。用意した百五十部の資料はあっという間になくなりました。セミナーが始まりました。耳慣れない言葉が出てくると一星さ

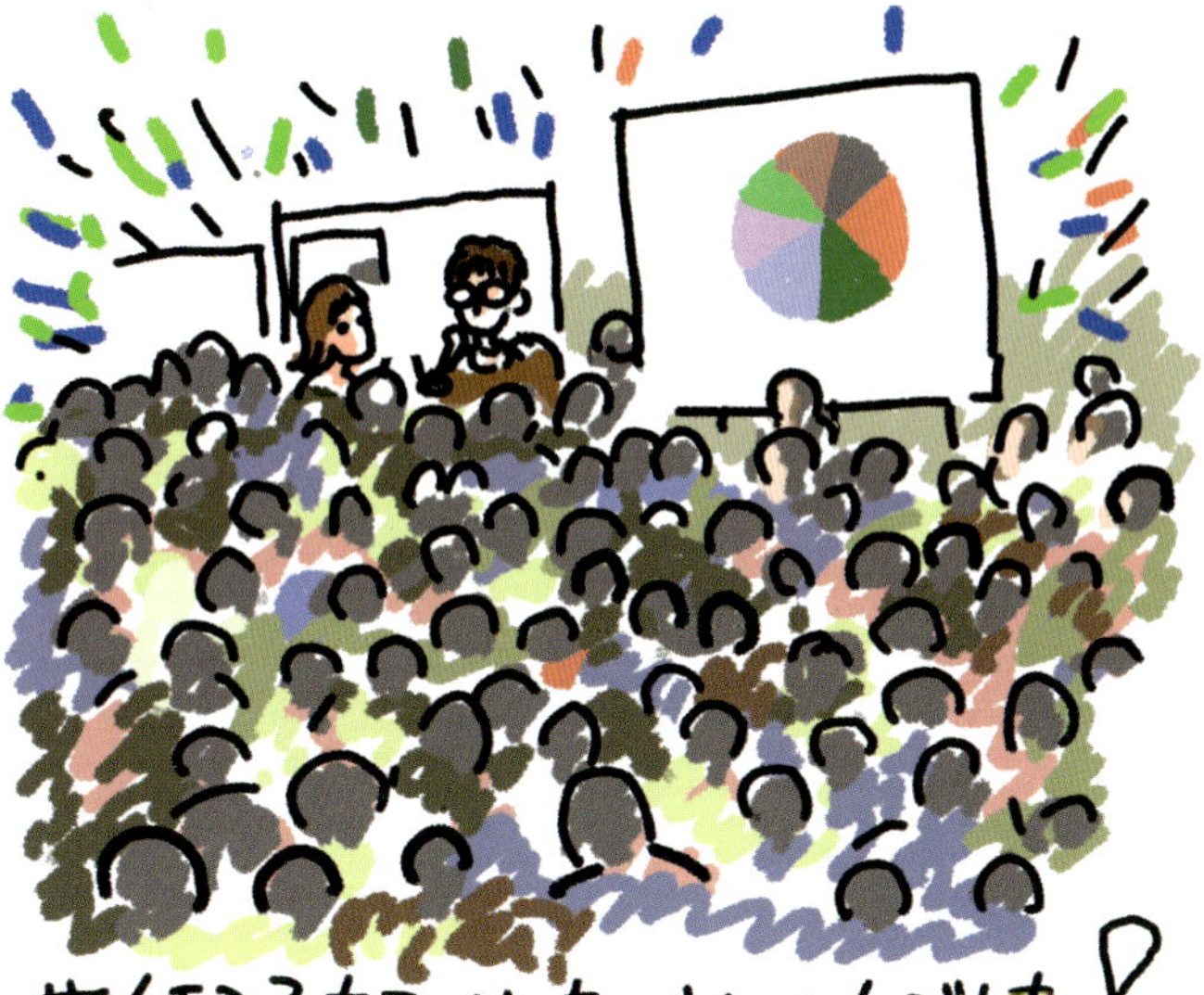
サイエンスカフェはたくさんの人でした！

んがすばやく用語解説を入れ、みなさんは話を常に理解しながら聞けたのです。飽きないようにクイズも織り込みました。最後に色弱の人、お母さんからもたくさんの有意義な質問をいただきました。その熱気に「私たちは大変なことを始めた」と実感しました。その時、私はこう話しています。「色弱の人に見やすいカラーユニバーサルデザインは始まったばかり。飛行機で言えば離陸するために走り始めたばかりです。まだ全然飛んでいません。でも、走り始めたということはとても大切なことです」と。

少しずつ、少しずつ

私たちは一度に世の中が変わるとは考えていません。長い間にできあがった社会全体の意識はなかなか変わらないでしょう。何をするにしても少しずつ、できることから一つずつと考えながら歩いていこうと思っています。二〇〇七年秋に「CUD　EXPO　2007」、二〇〇八年七月には岡部正隆先生を招いたトークショー「色弱のお医者さんVS石井ちゃん」、十一月には「こころの色展パート2」の開催、その後「CUD　EXPO　2009」「CUDo！　2011」「CUDo！　2013」「CUDo！　2015」「CUDo！　2017」と止まることなく活動を続けています。その間には二〇〇七年度の「北海道福祉のまちづくりコンクール」ソフト部門の最優秀賞をいただきました。そんなこともあって企業や行政機関からも少しずつ具体的な仕事が持ち込まれ、私たちにはやらなくてはならないことが山積みです。

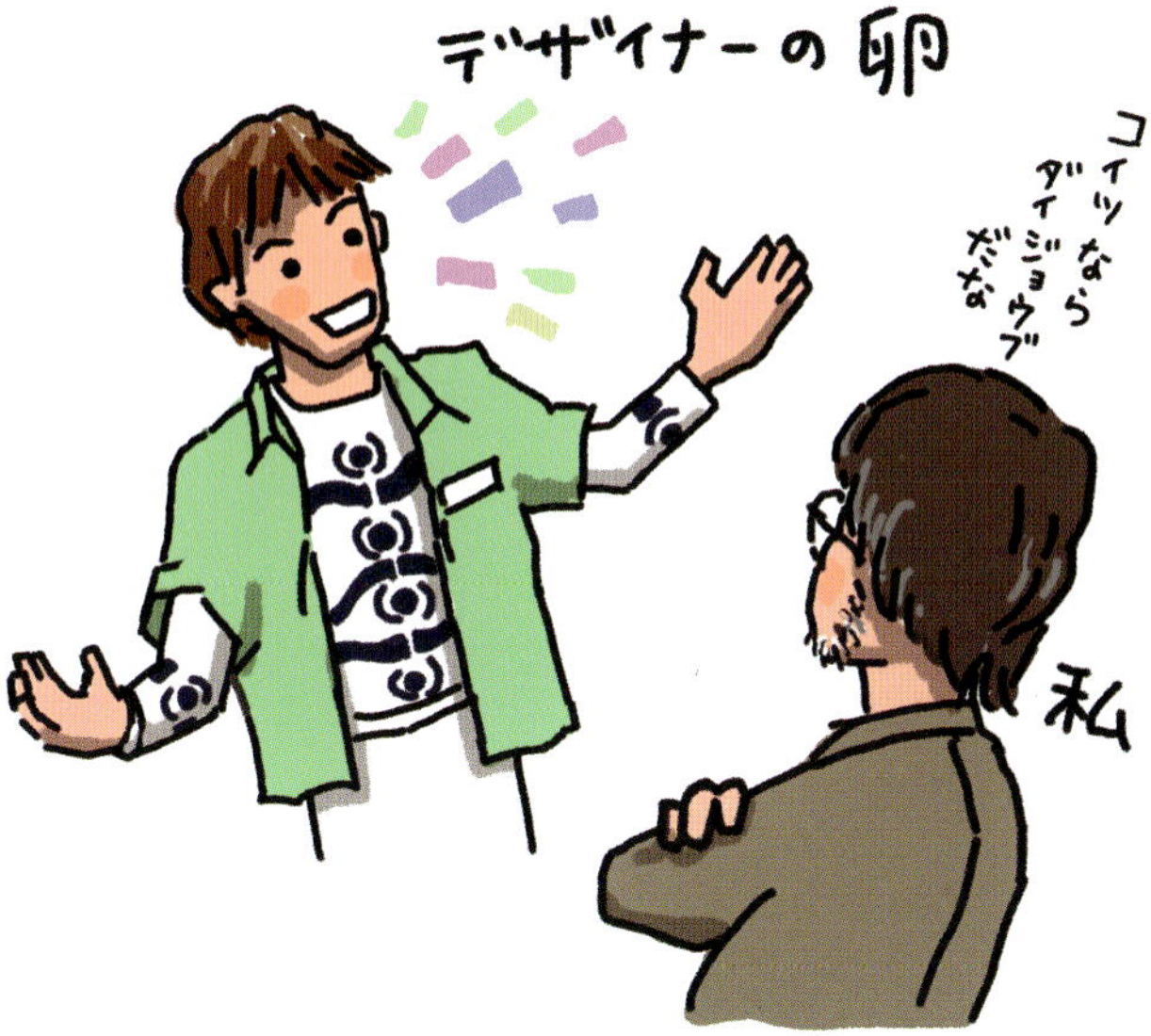
デザイナーの卵
コイツならダイジョウブだな
私

デザイナーの卵

少しずつですが、社会が変わってきた、と実感することもあります。そんな例を挙げましょう。「こころの色展1」に来たデザイン学校の学生さんから相談を受けました。「僕は色弱です。いま就職活動をしていますが、色弱のことを面接でどう言えばいいのか迷っています」と言います。私は「デザインでは色を間違うことは許されませんよね。ですからデザインの現場では君が色弱だとみんなが理解している必要があるよ。色弱のことを言わずに入社し、後でそれが分かったら雇う側は困ってしまうのではないかな。最初から『私は色弱です。この程度の色弱ですから、このくらいの色は分かります。これこれの色は間違いやすいので、みなさんにサポートしていただきたい』と言った方が正直だし、それで入れてくれない会社なら入社したとしてもうまく行かないでしょう。デザインはほとんどアタマでするものだから、最終的には色弱はハンディにならないと思うよ」。彼は深くうなずきました。色弱であることをオープンにすることは、今の日本ではまだまだ勇気が必要です。しばらくして「正直に話して採用が決まりました」と連絡がありました。うれしくもあり、実はそれ以上にホッとしたのでした。

小学一年生のクラスで

二〇一五年の一月、養護の先生の勉強会で話をした後、相談を受けました。

「小学一年生のクラスで色弱の男の子がいます。ご両親は息子さんの色弱のことについてクラスのみんなに知ってもらいたいと希望しています。どのようにしたらいいでしょうか?」とのこと。

- 小学一年生の理解できる言葉で色弱のことを説明するのは難しい。
- 本人の性格によっては気にしたりする可能性もある。
- ご両親と密に相談することは絶対条件。
- クラス全体の雰囲気を冷静に判断できる担任の先生、学校全体の理解とサポートが必要。
- 一年生から卒業までの継続的なフォローが必要。
- 上級生になっていじめの対象になる可能性も考慮。

などのリスクや課題があることを説明しました。「私の考えとしては四年生くらいまで待って、説明する方が子どもたちの誤解が少ないでしょう。ご両親とご相談の上ご判断下さい。」と話しました。

何日か後に、養護の先生の話を聞いた担任の先生から電話があり「会って、直接話をお聞きしたい」とのこと。私は担任の先生にお会いし課題について再度説明しました。同時期にお母さんからも北海道CUDO理事長の谷越さんに連絡が入り、私と谷越さんが学校側と親御さん側から別々に相談を受ける形になりました。こんな時は全員が揃って話をするのが一番です。小学校に、ご両親、担任と養護の先生、教頭先生、谷越理事長と私の七人が集合しました。結論としては養護の先生からクラスメイトに説明することになりました。ご両親も充分に息子さんのことを考えてその結論を受け入れました。先生方も様々なリスクを覚悟の上その道を選択したのです。

左記は養護の先生がクラスのみんなに話した内容です。

＊＊＊

この1年2組にも、（そして世界中にも）たくさんの仲間がいます。一人一人他の人とはちがうその人らしさがあります。たとえば、背の高い人・低い人、髪の長い人・短い人、肌の色や髪の色が違う人、目がよく見えるように眼鏡をかけている人、足が不自由で車椅子を使っている人…こういうその人らしさは、外から目で見てわかりますね。

見た目ではわからないその人らしさもあります。たとえば、好きな遊び。おにごっこが好きな人、お絵かきが大好きな人、ボール遊びが好きな人、絵本を読むのが好きな人…いろいろな人がいるね。また、好きな食べ物もそうだね。カレーライスが好きな人、お寿司が大好きな人、野菜が苦手な人もいれば大好きな人もいる、納豆なら毎日食べてもいいくらい大好き！っていう人もいるかもしれないね。色々な人がいるから楽しいし、いろいろなことを学び合える。み〜んなちがって、み〜んないいんだね。

好きな遊びや好きな食べ物だけではなく、からだにも、じつは目には見えないけれどそれぞれ（他の人とはちがう）その人らしさがあります。

たとえば、耳の聞こえない人がいます。そういう人は手話といって手の言葉を使って気持ちを伝え合うことができます。目に見えないその人らしさも、わかり合うことで、困っている時には助け合って、楽しく安心して過ごすことができます。1年2組でも、それぞれのお友達のよさを大切にしながら、お互いに助け合ったり優しくしたりして毎日を過ごしています。

これから、とっても大切なお話をするので、ここからは静かに声を出さないで聞いてください。じつは、色の見え方についても、いろいろな人がいてその人らしさがあります。

色にはたくさんの種類がありますね。その中で、赤が目立つように見える人、青が目立つように見える人など、いろいろな見え方があります。たとえば、黒板に字を書くとき、どちらかといえば赤いチョークで書いた方がよく見える人が多いけれど、青いチョークで書いたほうがよく見えるという人もいます。どちらが、正しいとかまちがっている、どちらがいい悪いということではなく、生まれつきのその人らしさです。どちらの見え方にもすてきなところがあります。青で書いたほうがよく見えるという人も、世界中にいます。特別なことではありません。

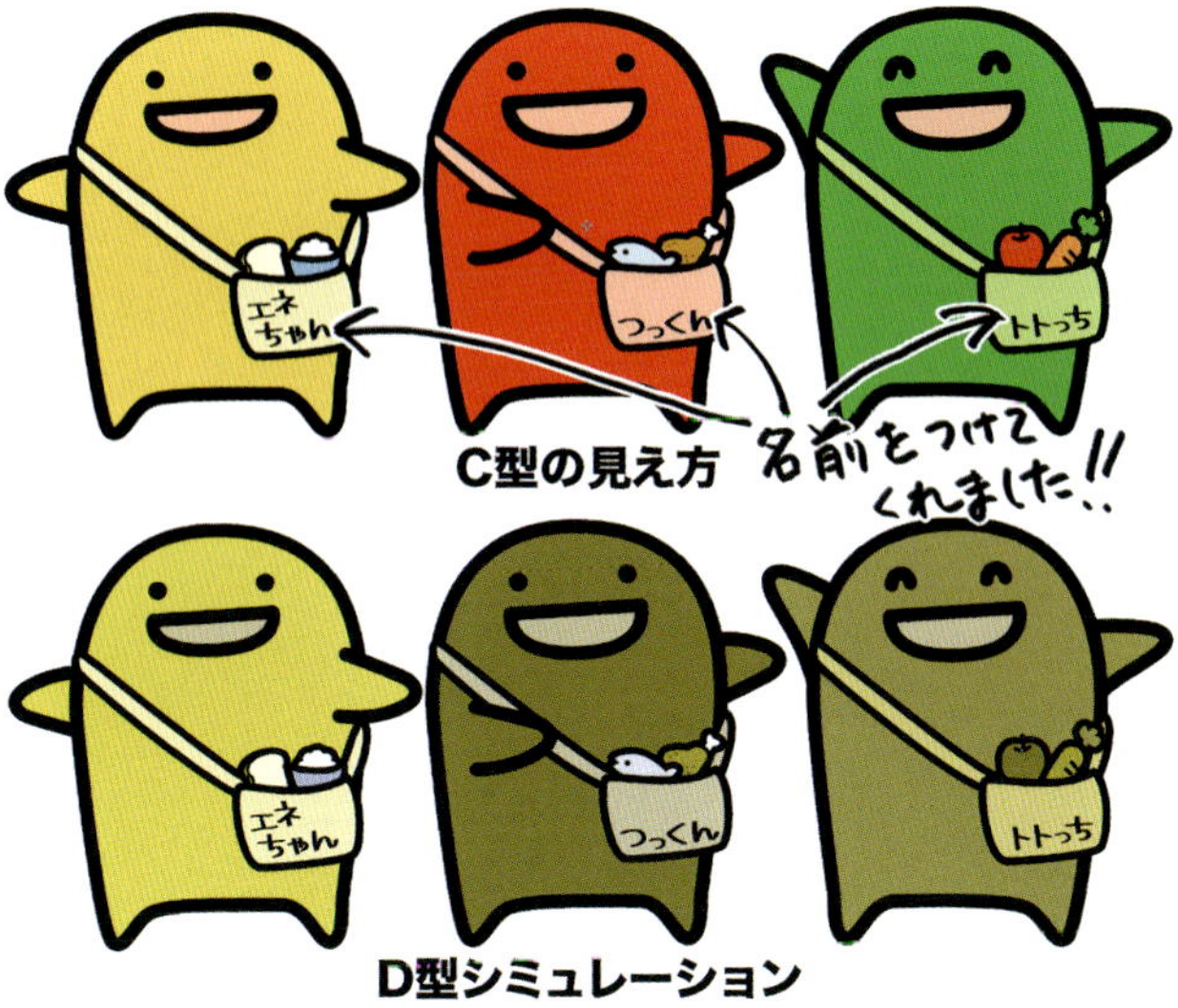

みんなのクラスのお友達、Ｉくんも、赤よりも青がよく見えます。Ｉくんだけではなく、これからみんなが出会う人達の中には、必ずＩくんと同じような見え方をする人がいます。Ｉくんの見え方について、みんなに知ってもらうことで、Ｉくんもみんなも今まで以上にわかりあって、困った時には助け合いながら、優しい気持ちで楽しく毎日を過ごしてほしいと願っています。ですから、みんなも真剣に聞いてください。

こちらの写真（食育のエネちゃん、トトっち、つっくんの写真）を見てください。みんながよく知っている緑のトトっち、黄色のエネちゃん、赤のつっくんです。こちらが、普段Ｉくんが見ている色に近い写真です。赤よりも青がはっきり見えるＩくんは、緑のトトっちと赤のつっくんの色が似た色のように見えます。

このように、赤や緑が似たような色に見えることがあります。みんなと同じように見える色もあります。繰り返しお話しますが、このように見えることは特別なことではありません。生まれつきもっているその人らしさです。だから、これからＩくんの見え方が変わってみんなと同じように見えるということはありません。Ｉくんと同じような見え方をする人が、世界中にいます。

外からは見えないからだの特徴も、みんなそれぞれ他の人とは違うところ、すてきなその人らしさを持っているんだね。今日こういうお話をしたのは、みんなが毎日優しい気持ちで友達を思いやって、楽しく過ごしてほしいからです。これから、みんなに三つのことを約束してもらいたいと思います。

①いろいろな人がいるのだから、自分と違うところがあってあたりまえ。不思

議だなあと思っても、そのことについて本人や他の人にわざわざ話したり、『違うよ』『へんだよ』と言ったりしたら、言われた人はどんな気持ちがするだろう。悲しい思いをするね。だから、そういうことを言わないことは大切なことです。

②もし、Ｉくんが何か困っていたり、教えてほしいことがあれば、Ｉくんが自分から聞くので、その時は優しく教えてあげてください。

③今日のお話をわかってくれたら、あとは今まで通り、いつもと変わらず過ごすことが、Ｉくんにとっても、みんなにとっても一番安心なことです。

もし、みんなの中でも、自分のからだのことで心配なこと、みんなにわかってほしいことがあったら、いつでも先生方にお話してくださいね。これからも、みんなが、お互いを大切にして優しい気持ちで、笑顔がいっぱいのすてきな1年2組でいてください。今日は、いっしょうけんめい聞いてくれてありがとう。

私はこの文を読み、ジーンと来て涙が出ました。きっとクラスのみんなのこころにも届いたことでしょう。結果的には私の心配した「リスク」にあたるような出来事は起きず、クラスメイトもＩくんに自然に優しく接してくれているとのことです。私の心配しすぎでした。リスクはフォローの仕方で生まれるものだと教えられました。

＊＊＊

養護の先生たちのこと

ここ最近、色弱の人を取り巻く環境も変化しています。特に二〇一三年に眼科医会から文科省に「色覚検査の必要性」についての提言があり、文科省もそれに応えるように二〇一四年四月各教育委員会・大学・専門学校に「色覚検査をできるだけ実施するように」との通知※を出しています。平成十五年度より児童生徒などの健康診断の必須項目から削除したことで、児童生徒等が自身の色覚の特性を知らないまま卒業・就職などを迎えてしまう実態。保護者に対して色覚の検査に関する基本的事項についての周知が十分に行われていないのではないかという眼科医会からの指摘に応え、健康診断にて本人・保護者の同意を得て個別に検査、指導を行う。教職員が、色覚に関する正確な知識を持ち、学習指導、進路指導において配慮する。保健調査に色覚に関する項目を新たに追加する。などが記載されています。

※学校保健安全法施行規則の一部改正等について（通知）
26文科ス第96号【4】の2色覚の検査についての項

この通知によって各学校の養護の先生方にプレッシャーがかかったのです。学校では十三年間色覚検査をしてこなかったのですから、ノウハウが受け継がれていません。また、社会や教育の流れも変わっています。そこに文科省からの抽象的な通知が来たのです。具体的に何をしなさいとは書いてありません。担任の先生方は現場が忙しく、そこまで手が回らないようです。さまざまな対応が養護教諭に委ねられるということになりました。

二〇一四年頃から養護教諭の勉強会に呼ばれる機会が増えました。皆さんとても熱心です。学校での配慮は？　掲示物の色の使い方は？　チョークの使い方は？　どのように検査をしたら？　精密検査はどこで？　本人・保護者への案内はどのように？　進路・就職の情報はどこに？　どのように進路指導したら？　などなど溜まっていた質問がたくさん出ます。私はそれらの質問に答えたあと「一番大切なのは色弱の児童・生徒本人が自分自身の特性を科学的に理解し、将来のリスクをできるだけ少なくすることです。」と言うことにしています。

本人が強く生きていく力をつけるために周りの人がサポートするというのが基本だと思うからです。そのために、この本をお役立ていただければ有り難いです。

第5章

もっと知りたい人へ

1 色弱の基礎知識

第5章では、これまでお話ししてきたことをさらに詳しく説明するとともに、カラーユニバーサルデザインの実践例などを示しました。この章の図や写真は一部を除き、東大の伊藤啓先生、慈恵医大の岡部先生に提供していただきました。

色盲と色弱の新しい呼び方※1

日本眼科学会は二〇〇五年度に眼科用語集を改訂し「色盲」「色弱」という言葉を使わなくなりました。また「赤緑色盲」「赤緑色弱」なども使わず、総称として「色覚異常」としましたが、これにもネガティブな印象があるため、もっと適当な言葉を検討中ということです。CUDOと私たち北海道CUDOは、

CUDOの呼び方	2005年以降の眼科学会での呼び方	2005年以前の眼科学会での呼び方
C型	正常色覚	
A型	1色覚（いちしきかく）	全色盲
	杆体1色覚（かんたい いちしきかく）	杆体1色型色覚
	2色覚（にしきかく）	2色型色覚
P型強度	1型2色覚	第1色盲
D型強度	2型2色覚	第2色盲
T型強度	3型2色覚	第3色盲
	異常3色覚（いじょうさんしきかく）	異常3色型色覚
P型弱度	1型3色覚	第1色弱
D型弱度	2型3色覚	第2色弱
T型弱度	3型3色覚	第3色弱
	1型色覚	第1色覚異常
	2型色覚	第2色覚異常
	3型色覚	第3色覚異常

CはCommon／AはAchromatopsia／PはProtanope／DはDeuteranope／TはTritanopeの頭文字

一般的に最もわかりやすく、少しでも差別感が少ない表現として「色弱」という言葉を使用しています。さらに「色弱」ではなく、色覚タイプの呼び方である「C型・A型・P型・D型・T型」※2等と表現することを提唱しています。特にC型という呼び方はとても実用的です。例えばC型の人が色弱の人と話すとき自分のことをどう言えば良いのでしょう。正常、健常、普通、一般…。どの言葉を使っても違和感があります。C型の人にそのつもりはなくとも、まるで差別したような会話になってしまいます。C型という呼び方を使えば、すべてのタイプが差別感なく会話することができるようになります。※3言葉づかいもユニバーサルデザインの大切な要素です。

A

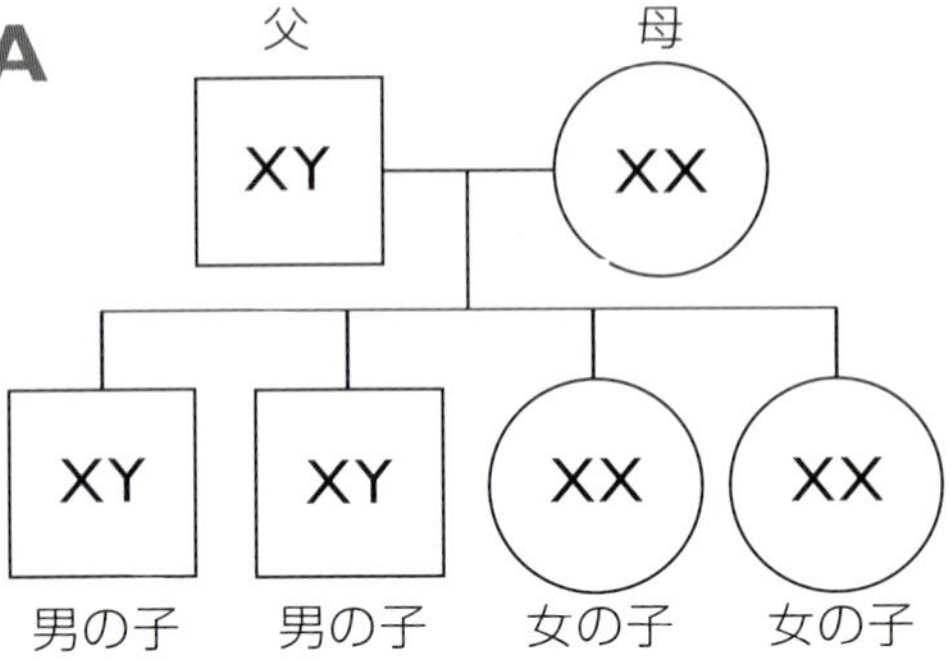

B

遺伝について

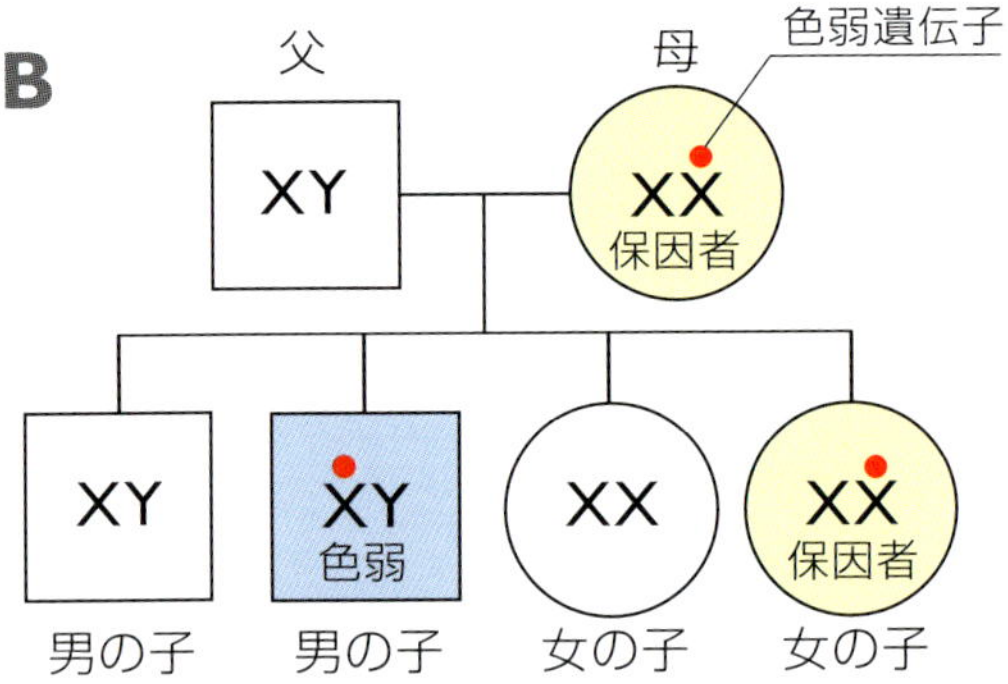

●男の子が色弱: 1/2の確率●女の子が保因者: 1/2の確率

C

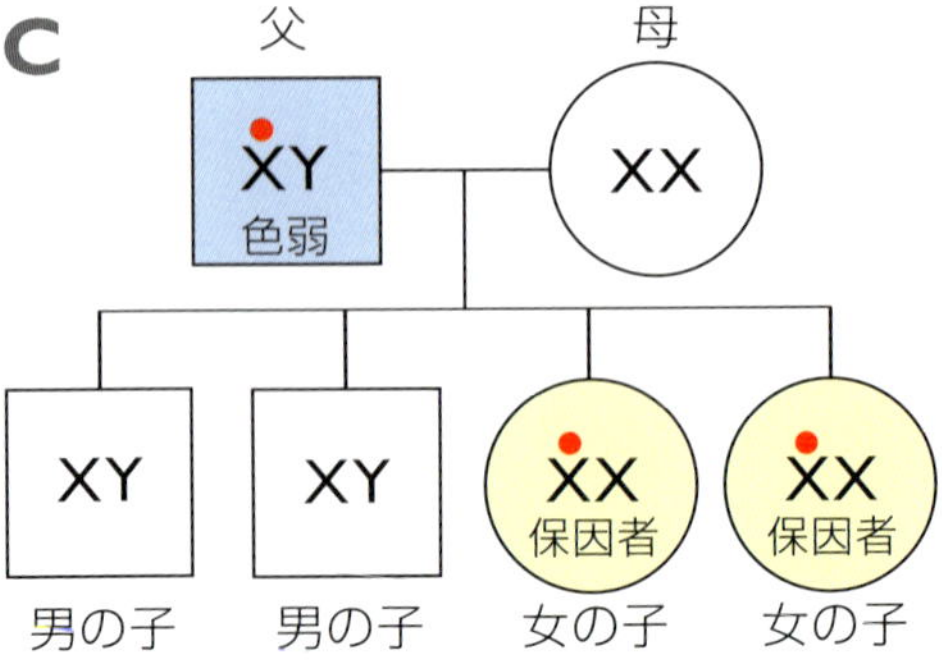

D

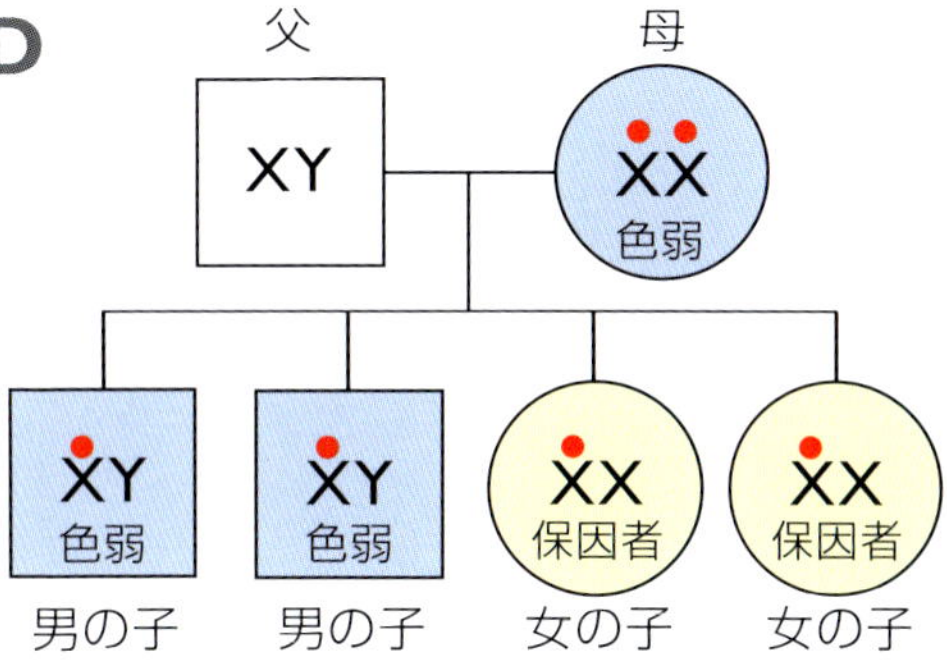
父
母
XY
XX
色弱
XY
色弱
XY
色弱
XX
保因者
XX
保因者
男の子
男の子
女の子
女の子

E

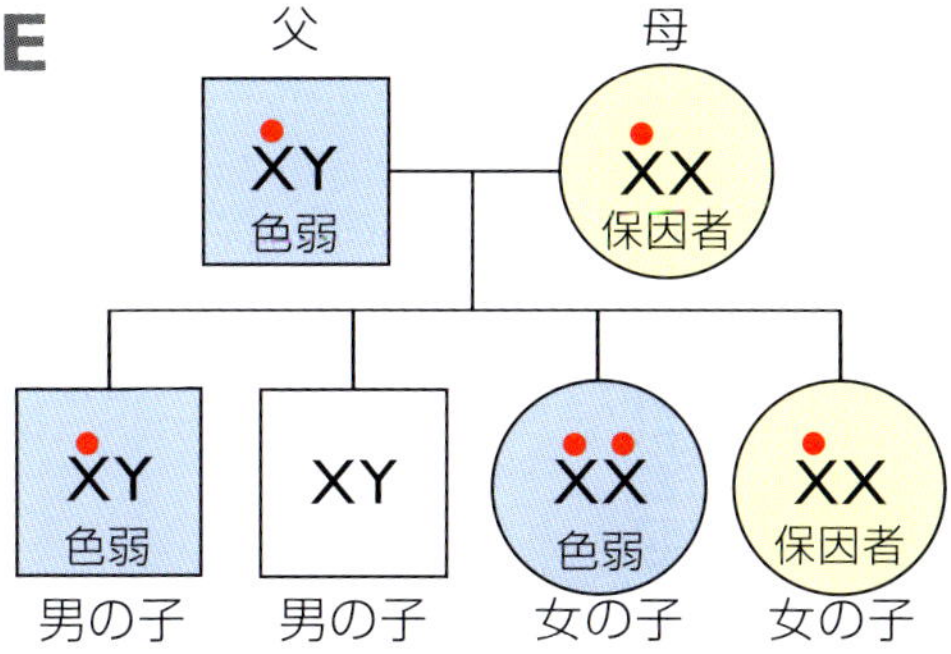
父
母
XY
色弱
XX
保因者
XY
色弱
XY
XX
色弱
XX
保因者
男の子
男の子
女の子
女の子

F

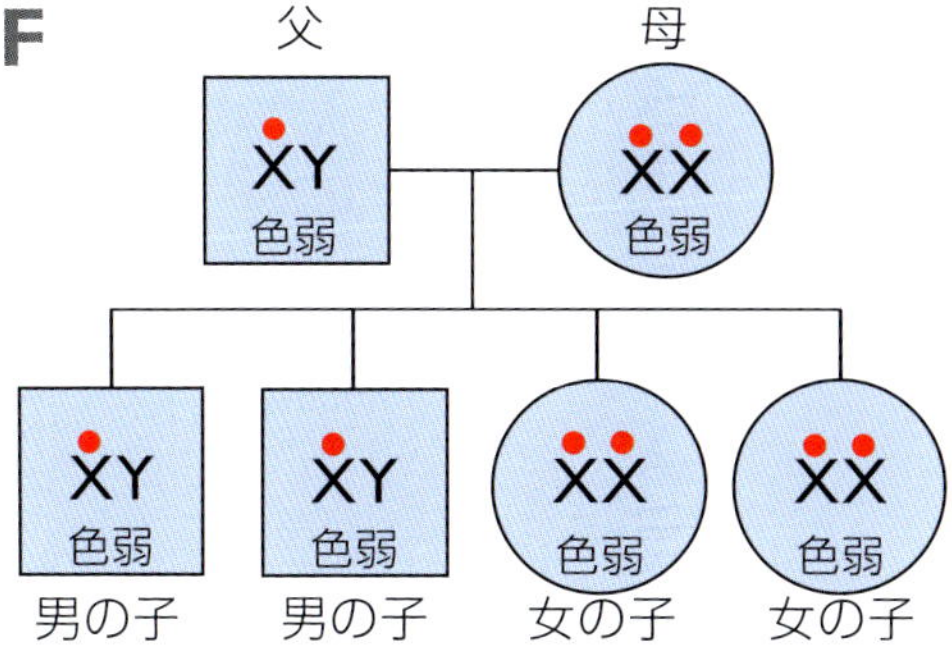
父
母
XY
色弱
XX
色弱
XY
色弱
XY
色弱
XX
色弱
XX
色弱
男の子
男の子
女の子
女の子

色弱の遺伝は古くから良く知られており、生物の教科書に載っていたくらいです。「X染色体性劣性遺伝」または「伴性劣性遺伝」と言います。性別を決める性染色体は、X染色体とY染色体があり、男性の場合はX染色体とY染色体を一つずつ（XY）持ち、女性はX染色体のみ二つ（XX）持っています。色弱の遺伝子はX染色体にだけあります。

男性はX染色体を一つしか持っていませんから、このX染色体が色弱の遺伝子を持った場合に色弱となります。女性の場合は二つ持っているX染色体のうちどちらか一方が色弱の遺伝子を持っていれば、保因者となり、二つの染色体とも色弱の遺伝子を持った場合に色弱となります。色弱の遺伝のパターンは図の6通りです。

色弱（P型・D型・T型・A型）のメカニズム

眼の断面図をご覧ください。眼球の奥には網膜があり、そこには光に反応す

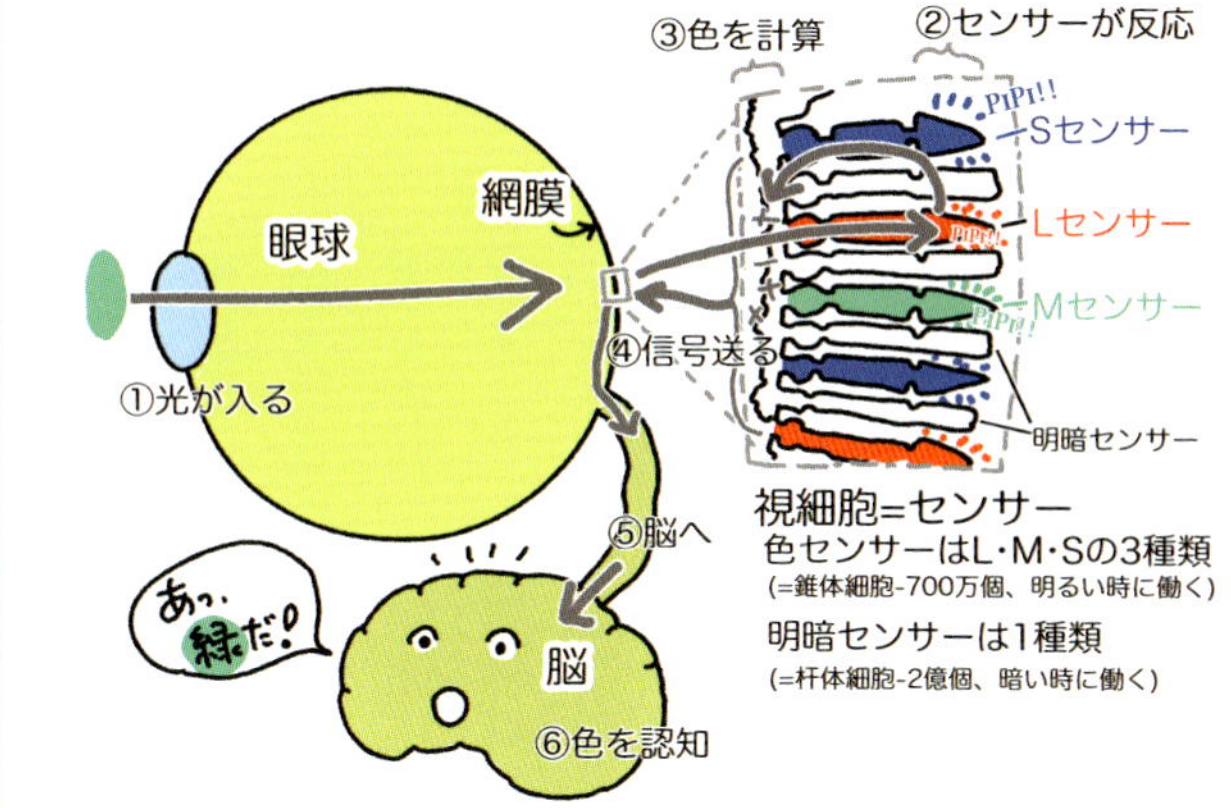

色を感じるしくみ

る視細胞＝センサーが整然と並んでいます。センサーは大きく分けると、弱い光に反応する「杆体《かんたい》細胞＝明暗センサー」と強い光に反応する「錐体《すいたい》細胞＝色センサー」があります。色センサーに含まれるタンパク質は三種類あり、それぞれ吸収する光の波長が異なります。長い波長に強く反応するL（Long）錐体、中くらいの波長に強く反応するM（Medium）錐体、短い波長に強く反応するS（Short）錐体です。つまり色センサーはLセンサー、Mセンサー、Sセンサーの三種類があるのです。

C型では色センサーが三種あります

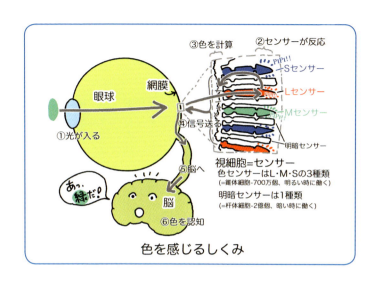

が、P型・D型の強度とT型の場合には二種類です。P型・D型の弱度の場合には三種ですが、C型とは特性が異なります。センサーに含まれるタンパク質の性質の違いが色センサーの違いになります。それによってP型・D型・T型という色覚の特性が決まります。

ある波長の光が眼に入るとこれら三種の色センサーが光の強さと波長に反応します。そして視神経は三種のセンサーからの色を計算して信号を脳に伝えます。さらに脳ではその信号を元に「鮮やかさ」と「色合い」を計算します。そこで初めて私たちは「何色だ」と感じるのです。つまり、色は目で感じるものではなく、脳で感じるものです。C型・P型・D型・T型では脳でイメージされる色が違うのです。

一方、暗いところで光を感じる明暗センサー（＝杆体《かんたい》細胞）は一種類しかありません。その数は二億個と多く、網膜の中心には少なく、はじの方に広がっています。暗いところでは一種類の明暗センサーしか働かないために、脳には光の強弱の情報しか伝わらず、色を感じることはできないのです。

C型の三つのセンサーの分光特性

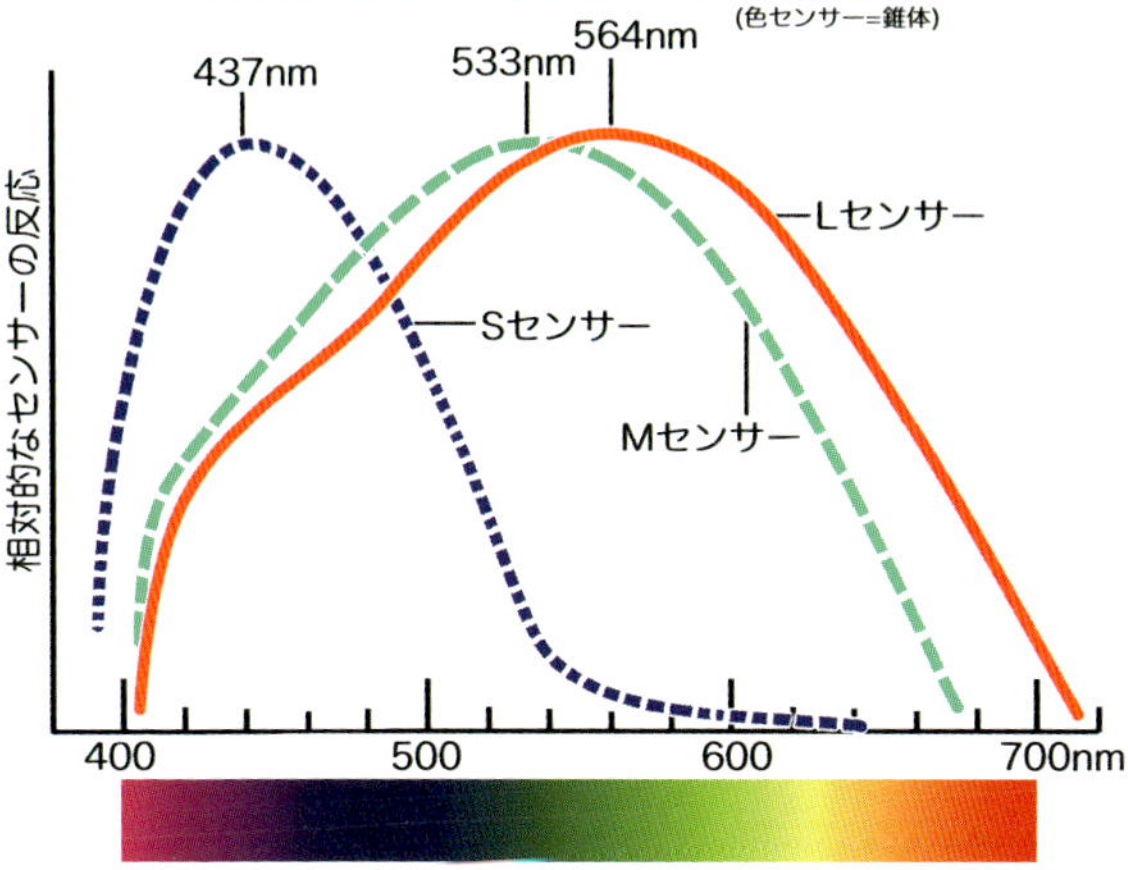

●MセンサーとLセンサーは似ています　1987 Dowlingによる

三つの錐体《すいたい》＝色センサーの分光特性をグラフで示します。可視光線とは電磁波のうちヒトの目で見える波長のものを言います。波長の短い紫で約三百八十ナノメートル、波長の長い赤で約七百八十ナノメートルです。ヒトにはこの範囲しか見えません。これより短いと紫外線、長いと赤外線です。太陽からの電磁波のうち地上に到達するものに可視光線付近が多いため、ヒトや動物はその範囲を光として感じるようになったと言われています。

　上のグラフはＣ型の三つの色センサーの分光特性ですが、Ｌセンサーの

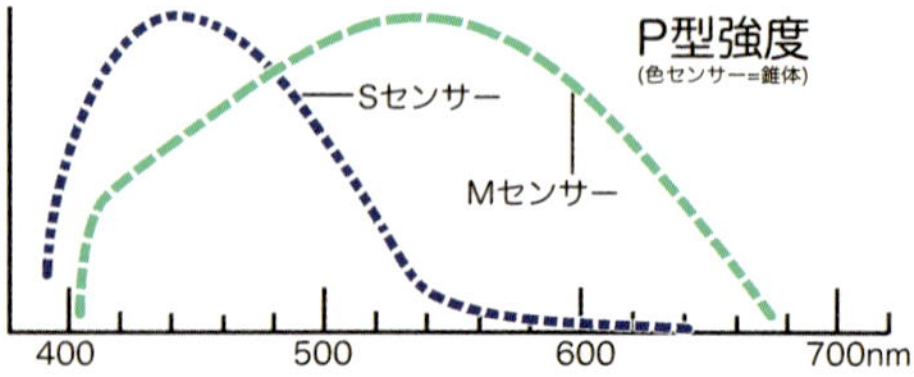

Ｐ型強度の分光特性。Ｌセンサーがありませんので、長い波長の深紅と言われる色に反応しません。700nm付近は黒く見えることになります。

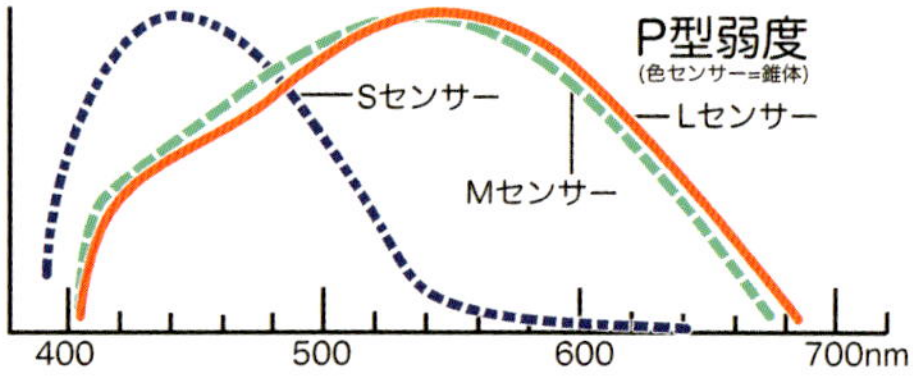

Ｐ型弱度の分光特性。ＬセンサーとＭセンサーの差が少ないのでＣ型に比べると赤には敏感に反応しません。

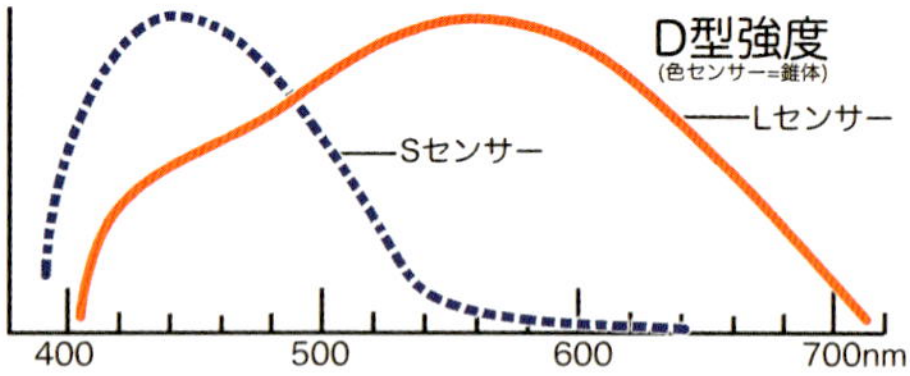

Ｄ型強度の分光特性。長い波長の赤は暗くなりませんが、Ｍセンサーがありませんので「赤の強調機構」が働きません。

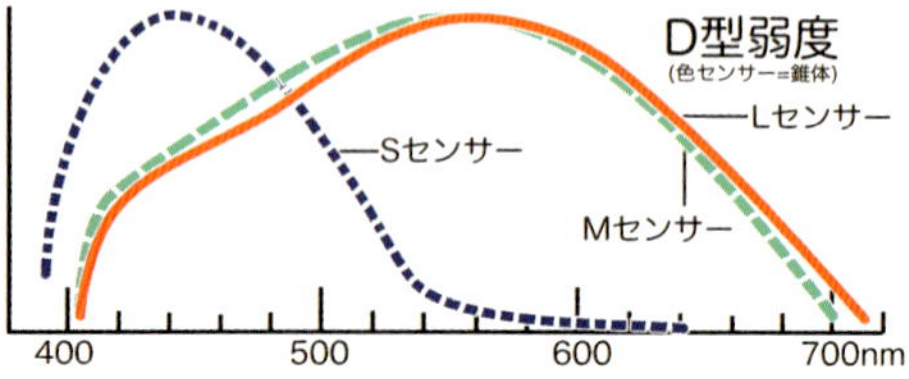

Ｄ型弱度の分光特性。Ｐ型弱度と同様にＬセンサーとＭセンサーの差が少ないのでＣ型に比べると光の波長の差をやや混同します。

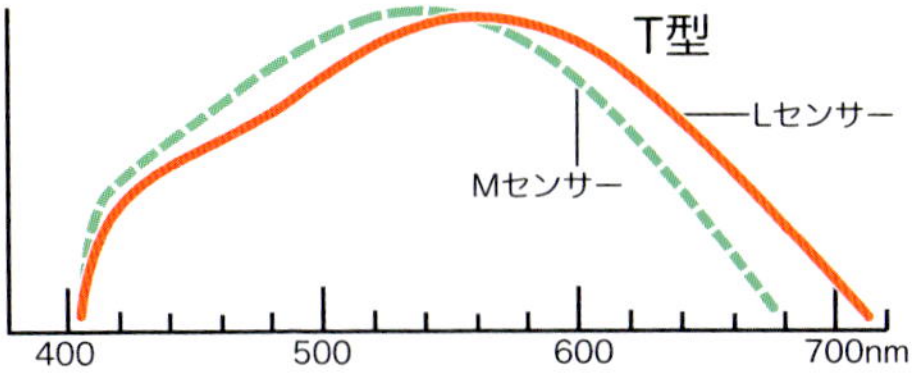

T型の分光特性。Sセンサーがありません。数万人に一人の割合です。一般的に弱視を伴います。

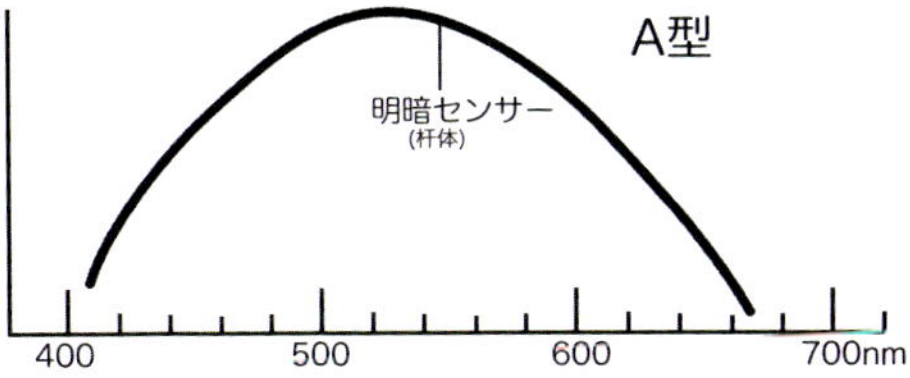

A型の分光特性。色センサーがなく明暗センサーが光に反応します。数万人に一人の割合。一般的に弱視を伴います。

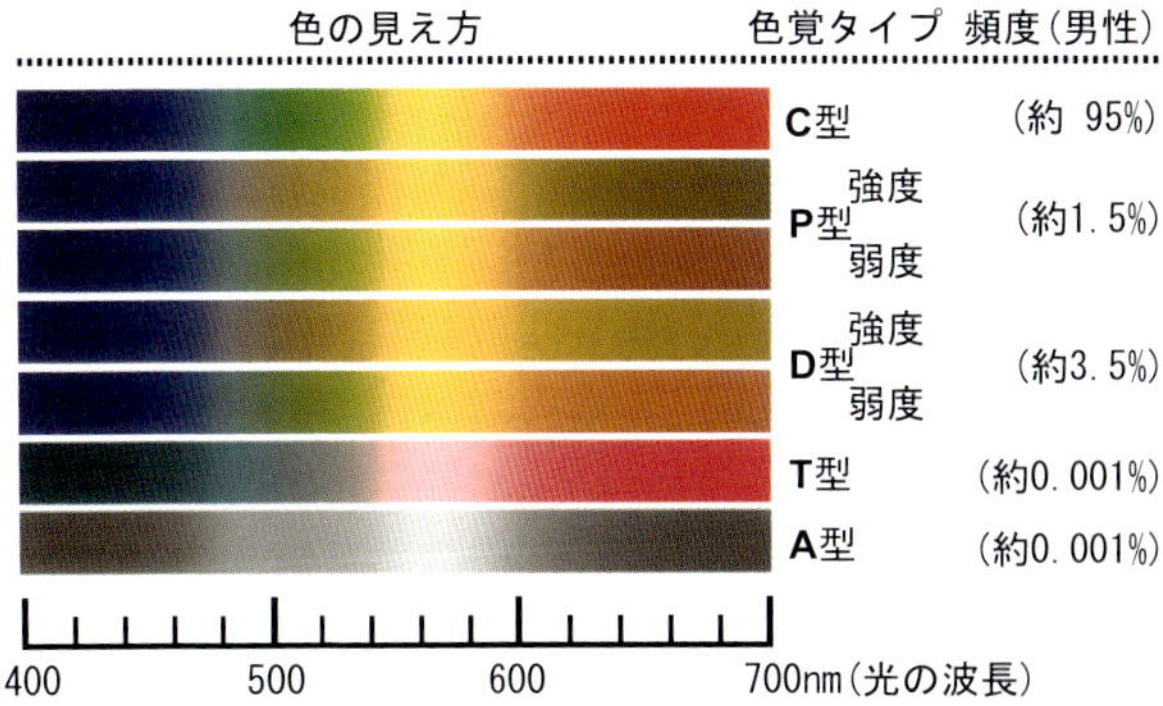

なぜ色の変化を感じにくいのか？

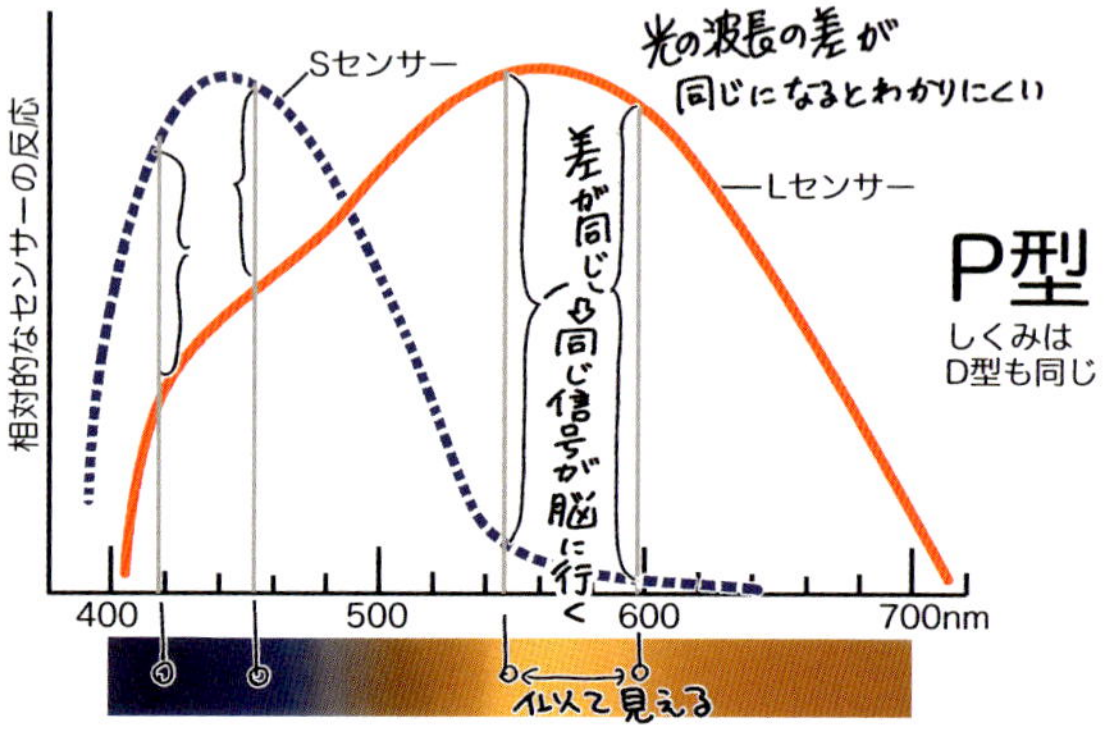

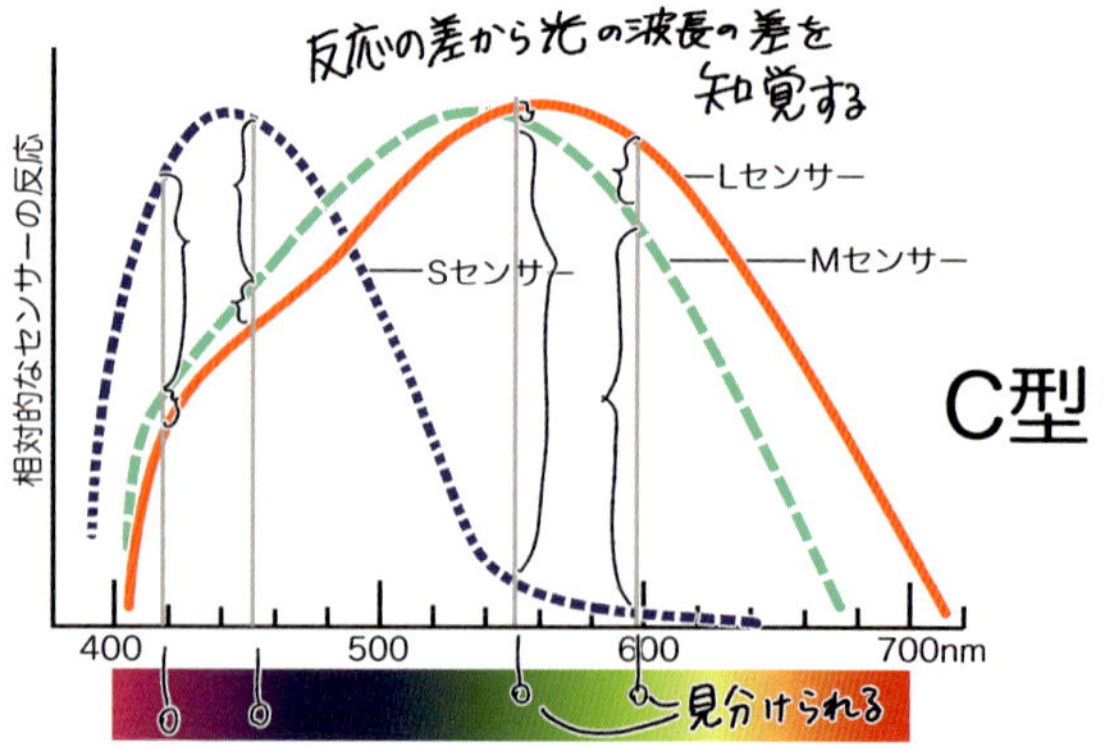

タンパク質は黄緑から赤の光を主に感じます。Mセンサーのタンパク質は緑から黄緑の光を主に感じます。Sセンサーのタンパク質は紫から青の光を主に感じます。グラフから分かるように、LセンサーとMセンサーの特性の差は非常に小さく、類人猿に進化したときに分化したとの説があります。

※1　2017年9月日本遺伝学会は遺伝学用語集を発刊。「色覚異常、色盲」は「色覚多様性」に改訂された。

※2　A型・T型については人数が非常に少ないのと弱視を伴うので別の考え方が必要になります。この本では触れていません。

※3　語源をたどれば、Protanope も Prota＝一番目の、n＝否定、ope＝眼の、ですから第一色覚異常と訳せるので差別観のある言葉ですが……。

2 カラーユニバーサルデザインとは

ここからは色弱の人にはどう見えているかという例と、色弱の人にも見分けやすく工夫されたカラーユニバーサルデザインの実践例を紹介します。文字で色の説明を付け加えたり、色文字の字体を変えたりして分かりやすくしていま す。ただ、色の見え方は、色弱の程度によって異なります。シミュレーションソフトはP、D型の見え方を完全に再現しているわけではありません。また、印刷などの関係で違って見えることもあります。大体の傾向を示しているものだとご理解ください。

こう見えている

●緑の中にある赤い花が目立たない。P型も同様。

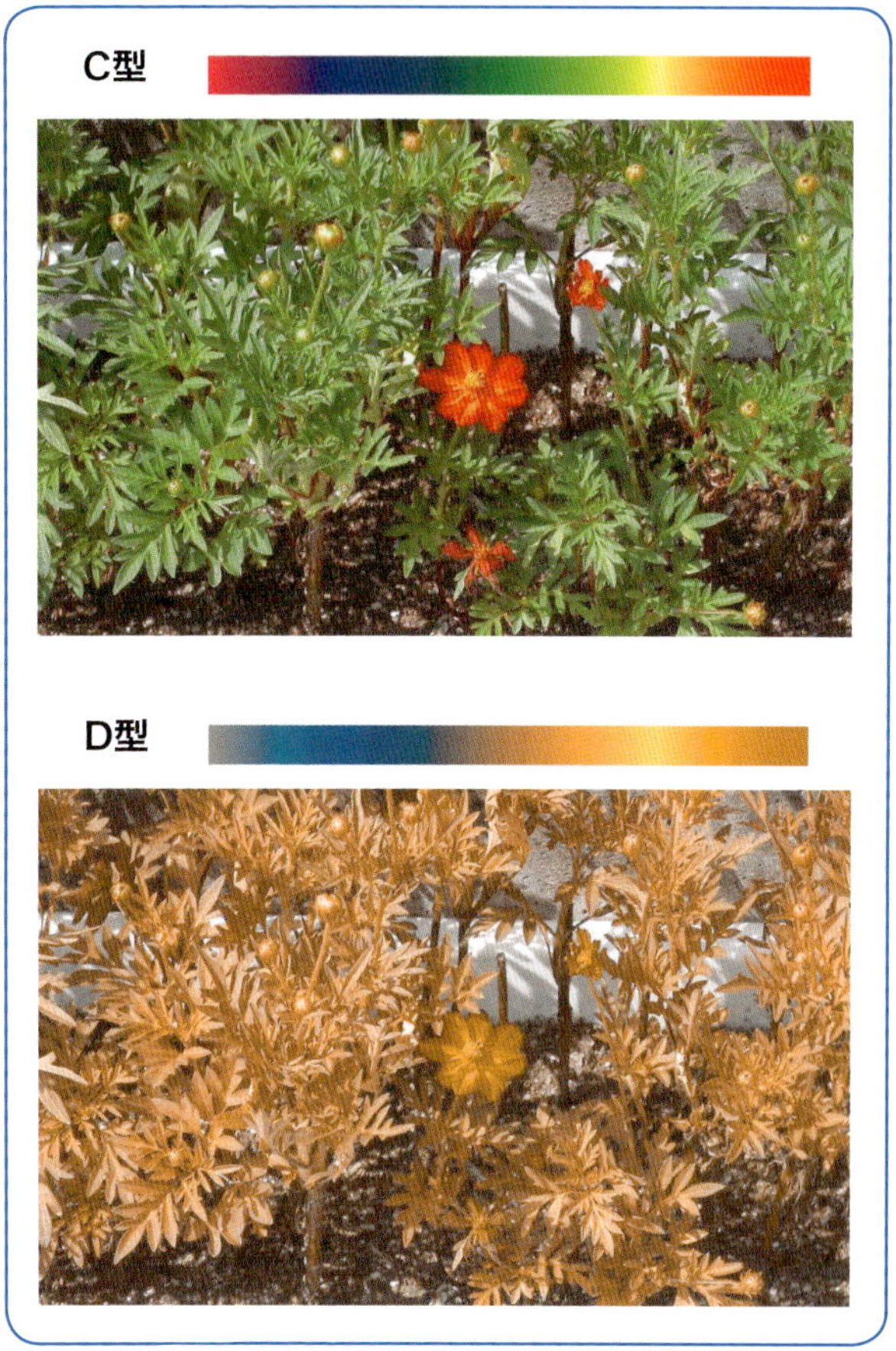

濃い赤が暗く見えると・・・

- 長波長側の濃い赤は黒と見分けがつかなくなる。
- 短波長側の朱赤を使うと黒と見分けがつく。

C型の人
黒字の中に赤色の字
黒字の中に朱色の字

P型の人
黒字の中に赤色の字
黒字の中に朱色の字

C型の人
白い字は見やすい
赤は*鮮やかに*明るい
朱色もそう変わらない

P型の人
白い字は見やすい
赤は*暗く沈ん*で見える
朱色は明るく見える

黒、青など暗い背景では読めない

祝日を赤い字で強調されても

C型

MAY. 5

日	月	火	水	木	金	土
				1	2	3
4	5	6	7	8	9	10
11	12	13	14	15	16	17
18	19	20	21	22	23	24
25	26	27	28	29	30	31

P型

MAY. 5

日	月	火	水	木	金	土
				1	2	3
4	5	6	7	8	9	10
11	12	13	14	15	16	17
18	19	20	21	22	23	24
25	26	27	28	29	30	31

土曜日のほうが祝日よりも目に飛び込んでくる・・・

赤い服と黒い服、P型には長波長の赤は"赤外線"

C型　　P,D型

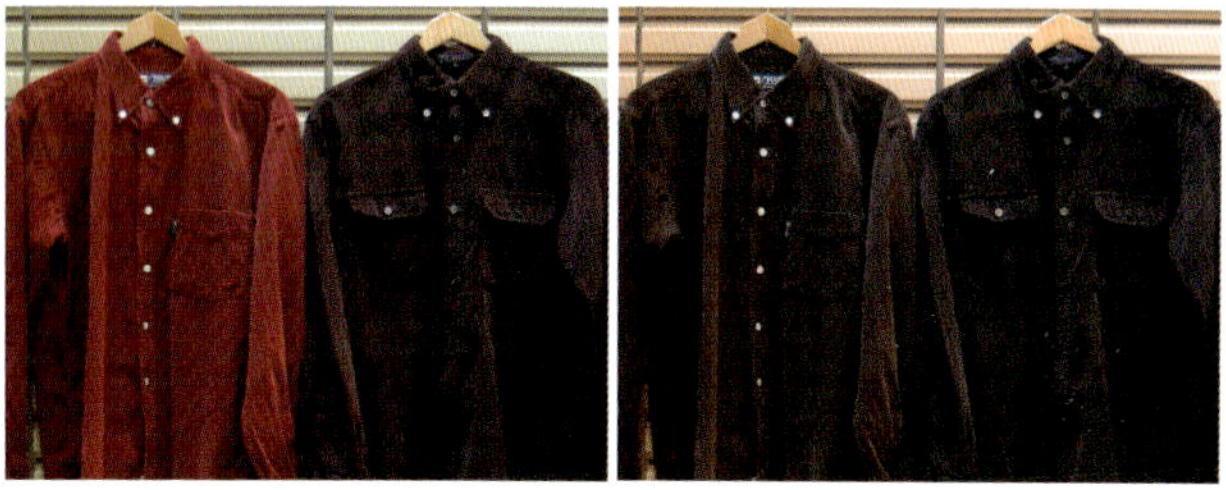

C型の人が「濃紺と黒」を間違えるのと、同じ感覚。
光沢のないコーデュロイやベルベットは特に間違えやすい。

●138ページ上＝赤はC型には「目立つ」色。しかし、P型、D型にとってはそれが「目立たない」。特に避難経路や防災用の表記には注意が必要。

●138ページ下＝カレンダーも見分けにくいものがある。特に祝日が濃い赤の場合には見落としたりすることもある。

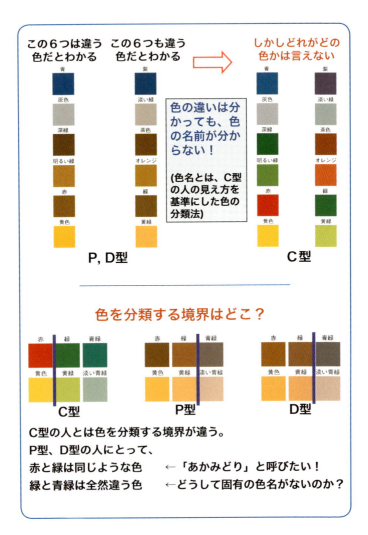

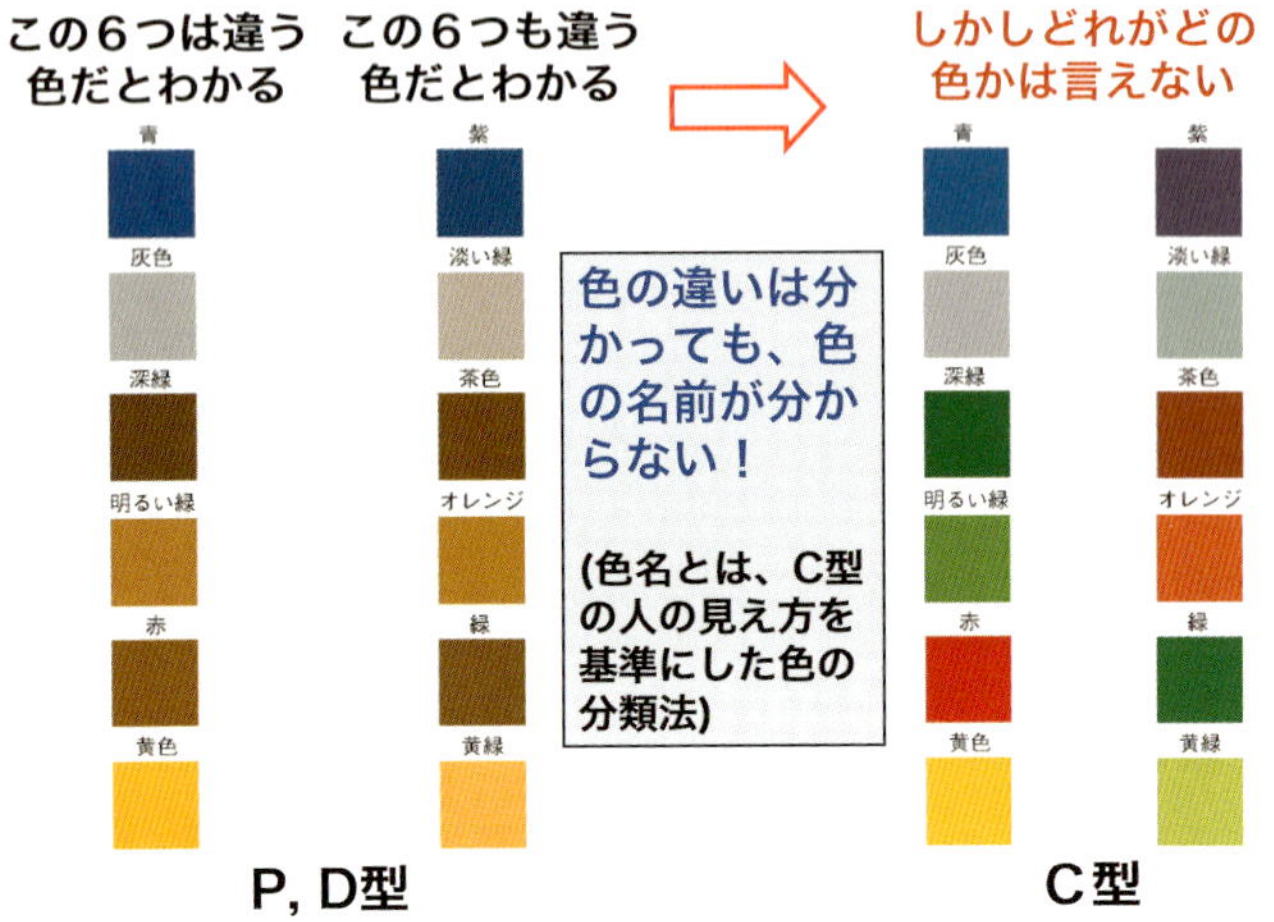

色を分類する境界はどこ？

C型の人とは色を分類する境界が違う。

P型、D型の人にとって、

赤と緑は同じような色　←「あかみどり」と呼びたい！

緑と青緑は全然違う色　←どうして固有の色名がないのか？

LEDの表示ランプはついているのか、消えているのか？

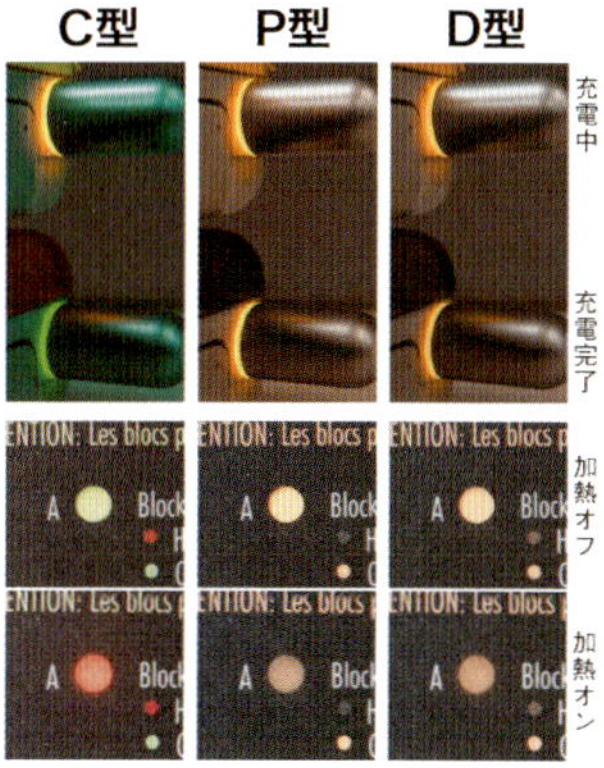

赤と緑、オレンジと緑

同じ場所、同じ形状で、
色だけ変化する

色が見分けられないと、
全く情報が得られない。

道路情報の掲示板

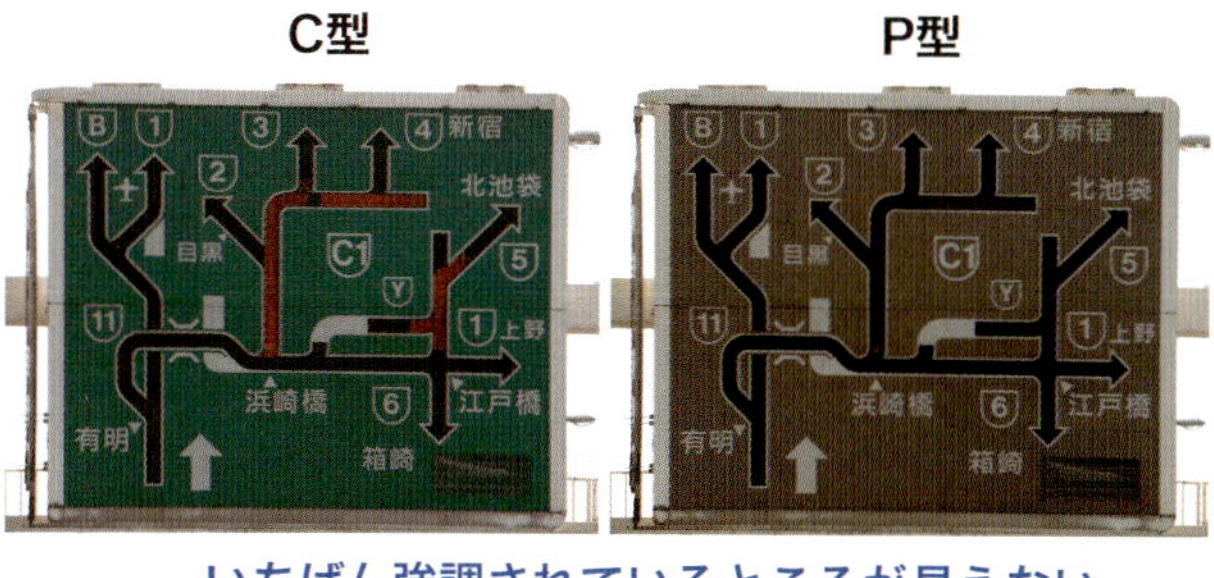

いちばん強調されているところが見えない

信号機の色：実はよく工夫された例

こうすれば見やすい

・緑を青味の強い緑にしてある。
この緑と、赤や黄とは、区別しやすい。
（70年代までの青信号はもっと緑だった）

・赤は「ほとんどオレンジ」なので、P型の人にも視認しやすい。

・赤と黄は、色では区別できないので、赤のLEDをわざと暗くしてある。

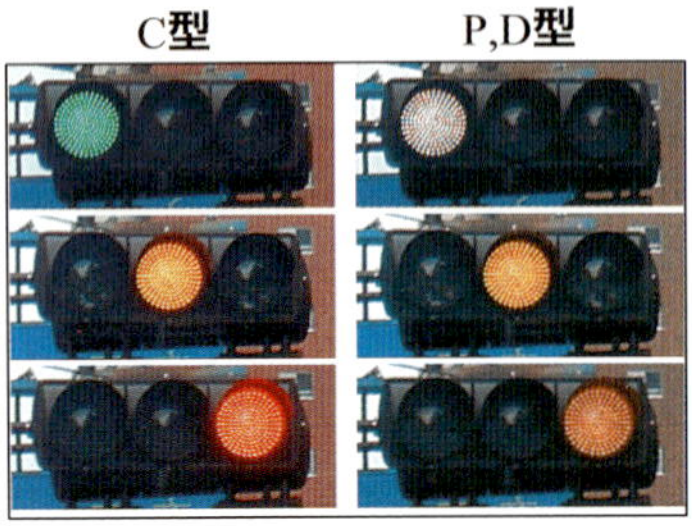

JIS安全色光（信号機の色）

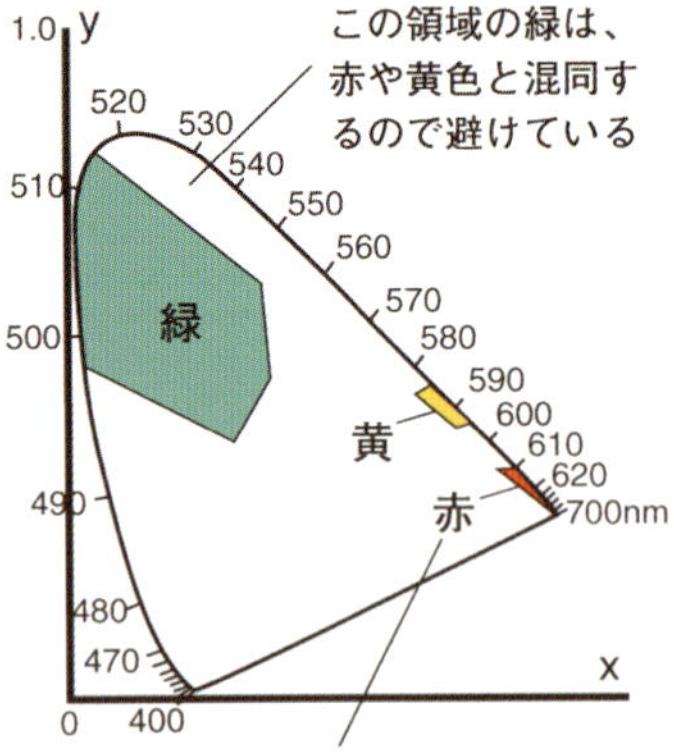

1 型色覚の人は長波長の赤が黒く見えるので、実際の信号機はこの中でもなるべく短波長域の、オレンジに近い光を使っている。

ユニクロはタグに色名を書いてある

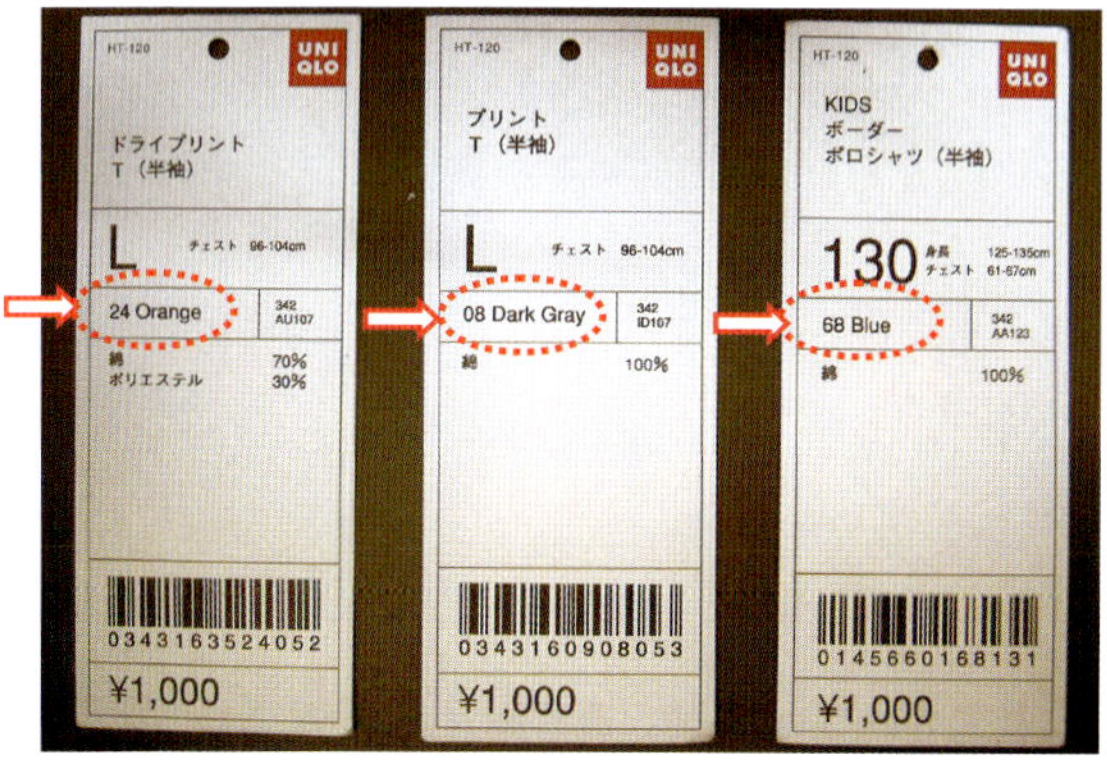

厳密な色名でなく「色のカテゴリー」を書いてあることが大切！

BS・地上波デジタル放送のカラーボタン

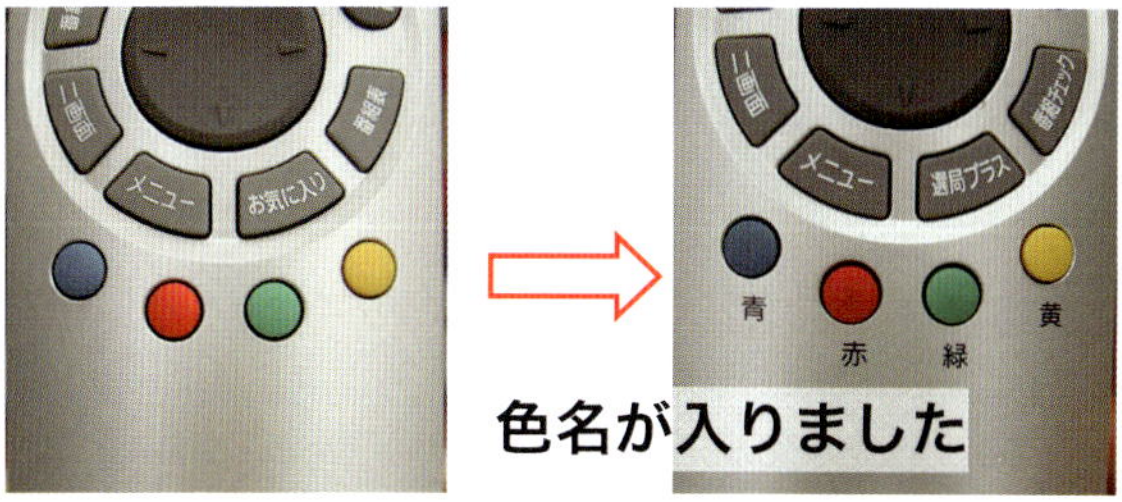

2003.6月まで

2003.7月から
（地上波デジタル開始にあわせ全メーカー対応）

従来の色チョーク

C型

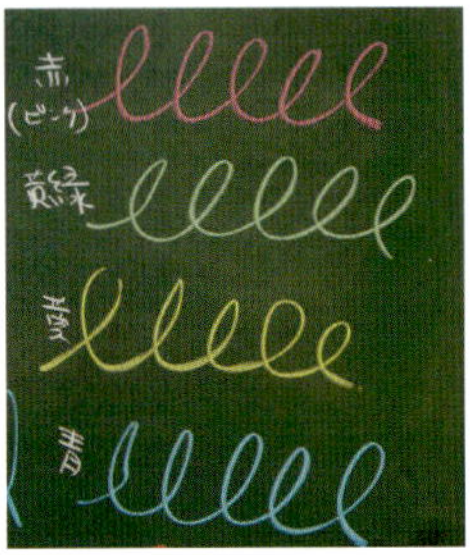

P,D型

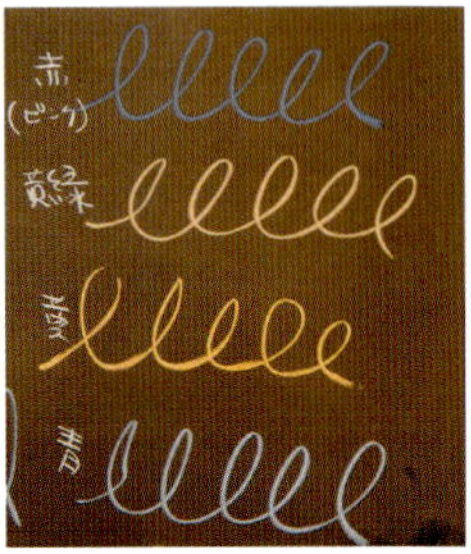

■ 赤（ピンク）と青
黄緑と緑　がほとんど同じ色に見えてしまう。
→　４色のはずが、実質２色にしか見えない。

ダストレス eye チョーク (2004年11月発売)

C型

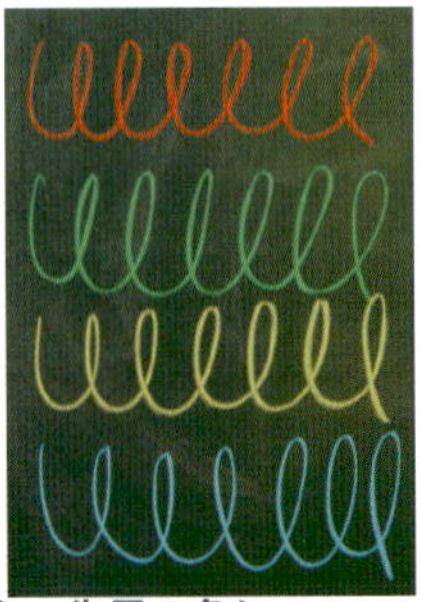

P,D型

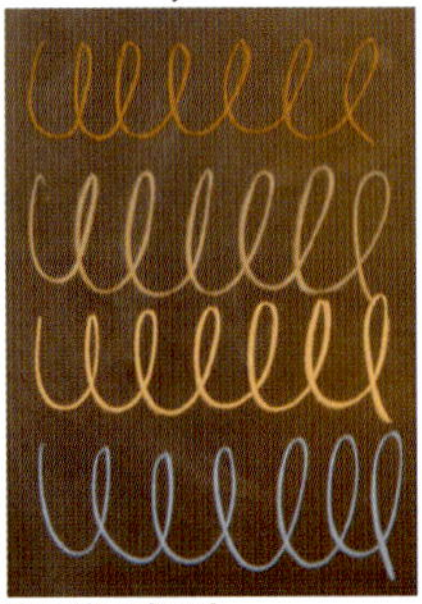

■ 赤を、朱墨の色に（青や緑と明確に違う色に）
緑を、青みを帯びたくすんだ暗い色に（彩度の差で見分ける）
青と黄色は従来と一緒　　→　４色が見分けられる

2003年秋からの製品

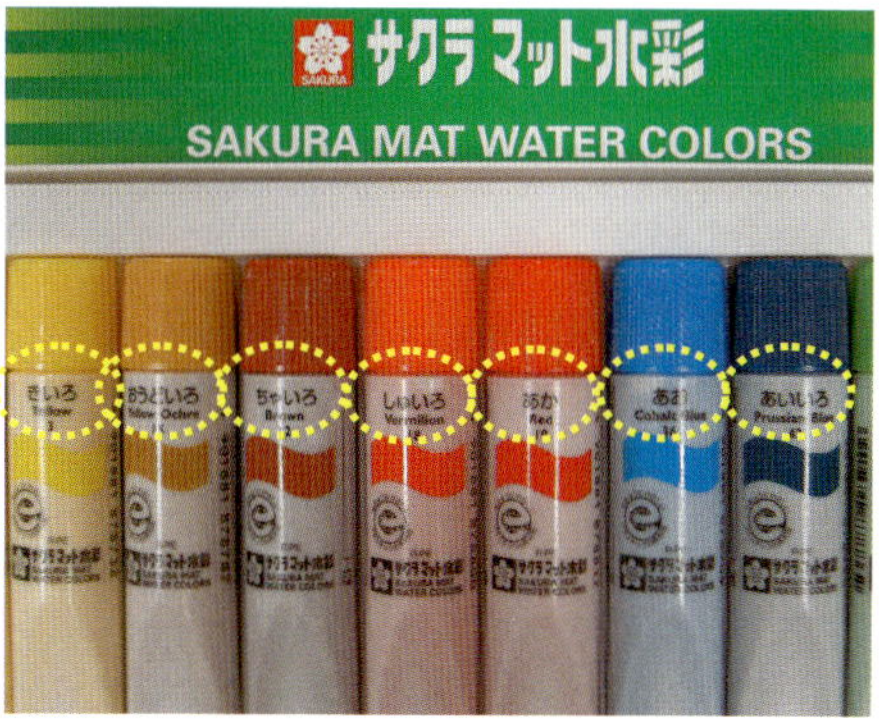

色の名前を入れてくれると助かります。

色が塗ってあると、色名で案内しがち

東京都庁舎のエレベーターの例

階数別のエレベーターを色分けしてサイン標示していた。「緑のエレベーターに乗って下さい」と言われても、どちらに乗ればいいか分からなかった。

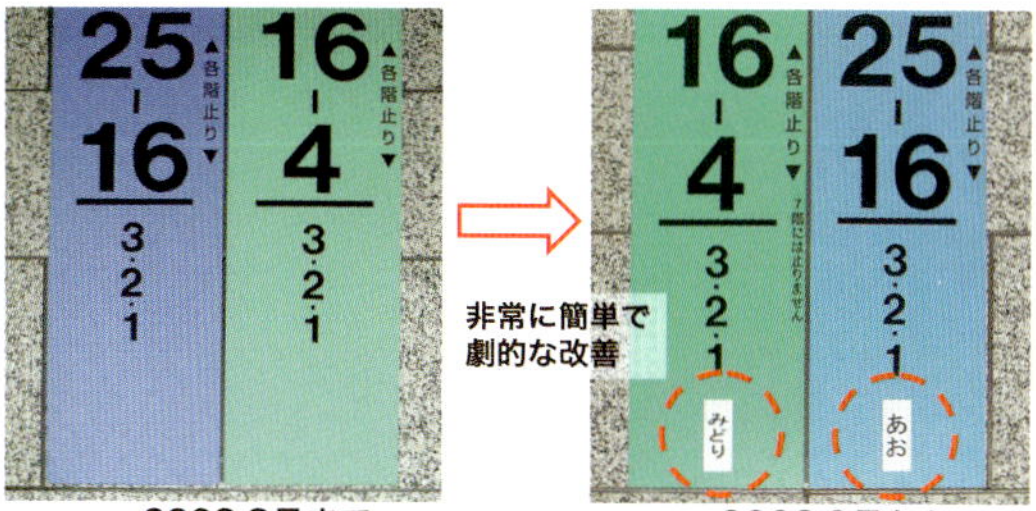

2003.8月まで　　2003.9月から

●上＝それぞれのチューブに色名が明確に書いてある。

●下＝看板に色の名を書く。簡単だけれどとってもありがたい改善例。

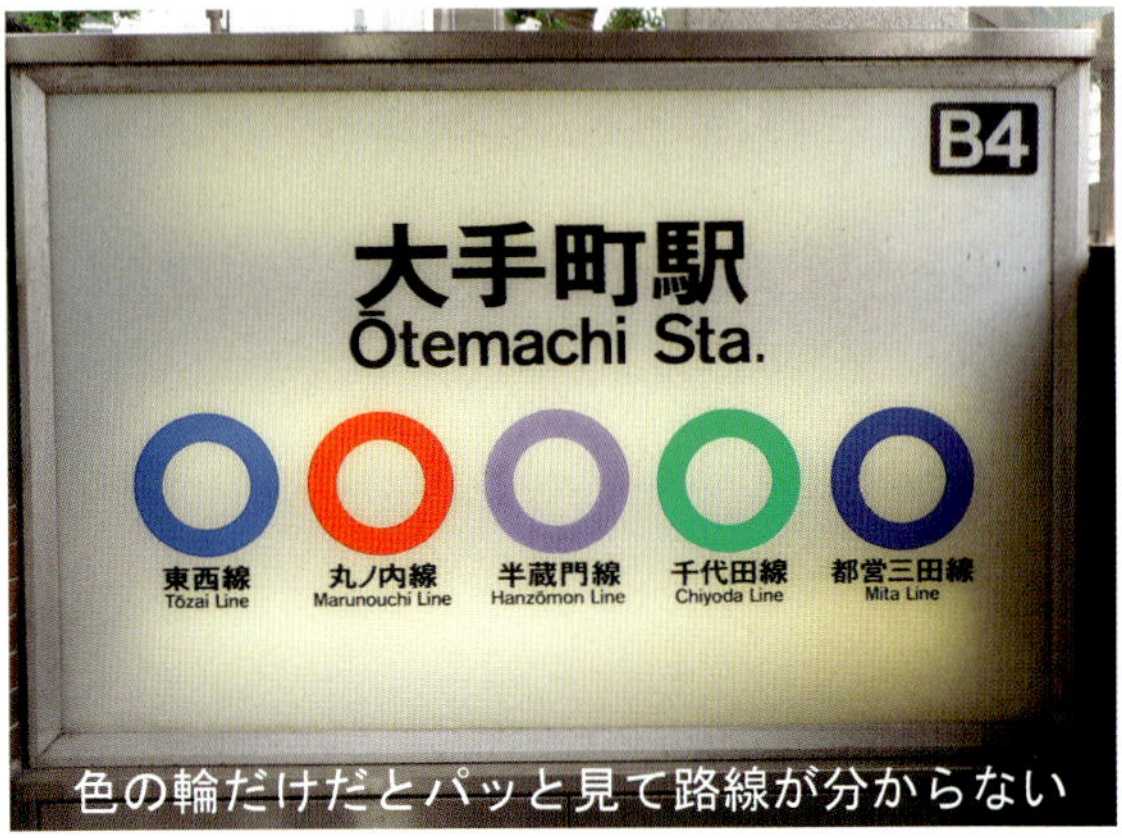

2004年まで

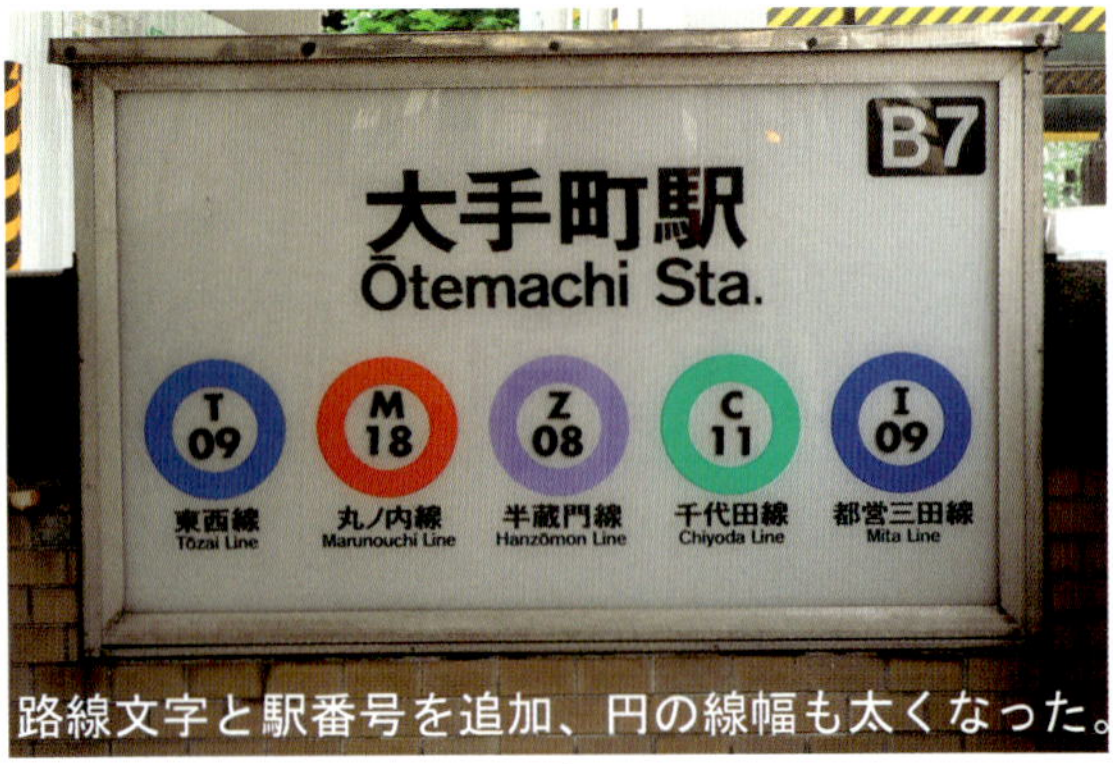

2004年から

●文字が入り、色の線も太くなった。ありがたい。

サインの改善（東京メトロ）

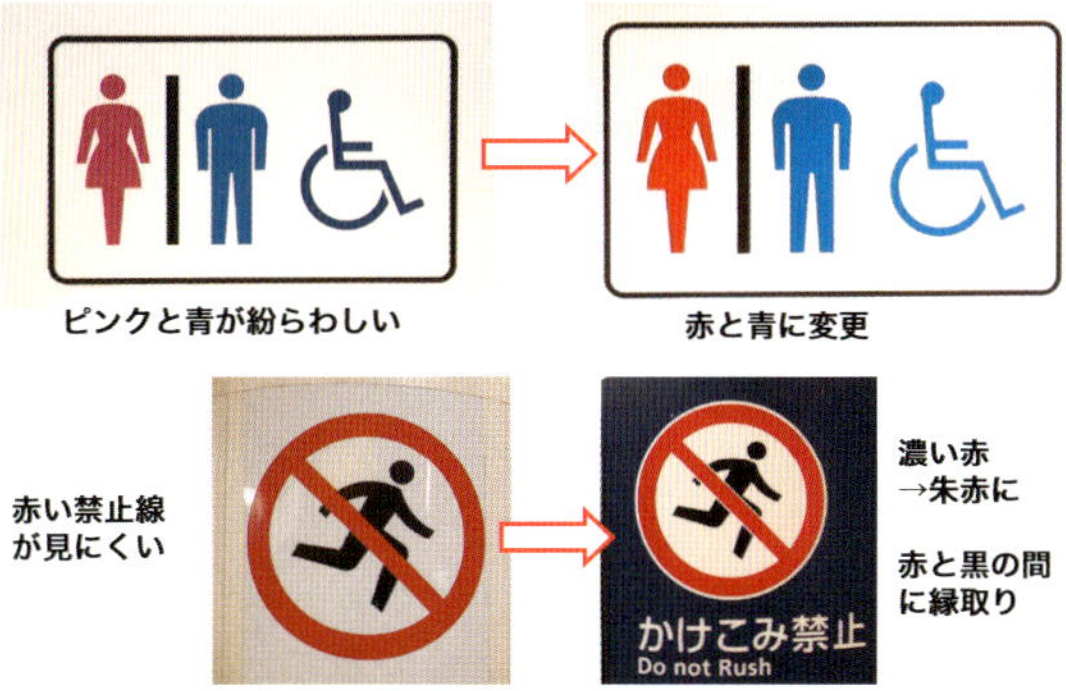

細かい気遣いがとても助かります。

時刻表さまざまな工夫（東京メトロ）

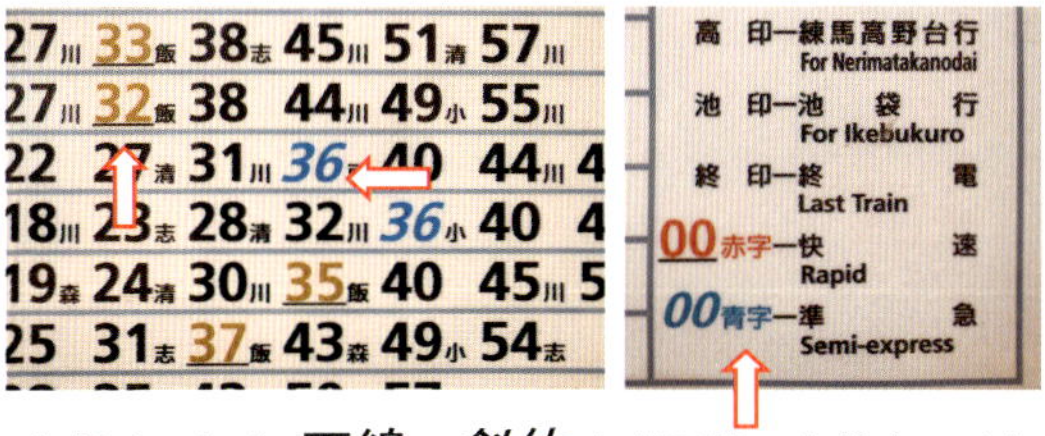

・色だけでなく 下線、*斜体* など形状でも差をつけた
・列車の種別表示に、赤・緑でなく赤・青を使用
・赤を明るいオレンジ系に
・凡例には色名を明記

●上＝色の変更やふちどりなど細かい気遣いだけでとても助かる。
●下＝色だけでなく形も変えて気配りが行き届いている。

➡以前の東京の地下鉄路線図。

⬇P型の見え方。同じような色に見えてしまう線が多数あり、凡例との対応も難しい。山手線内の薄い背景も色を混同させる原因。

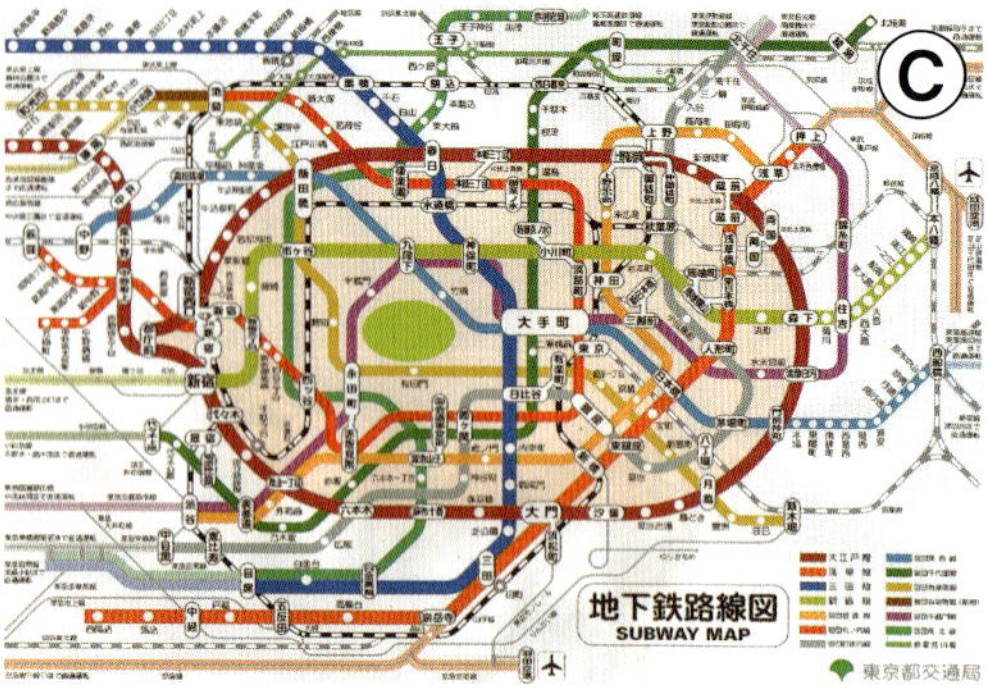

CUD 前

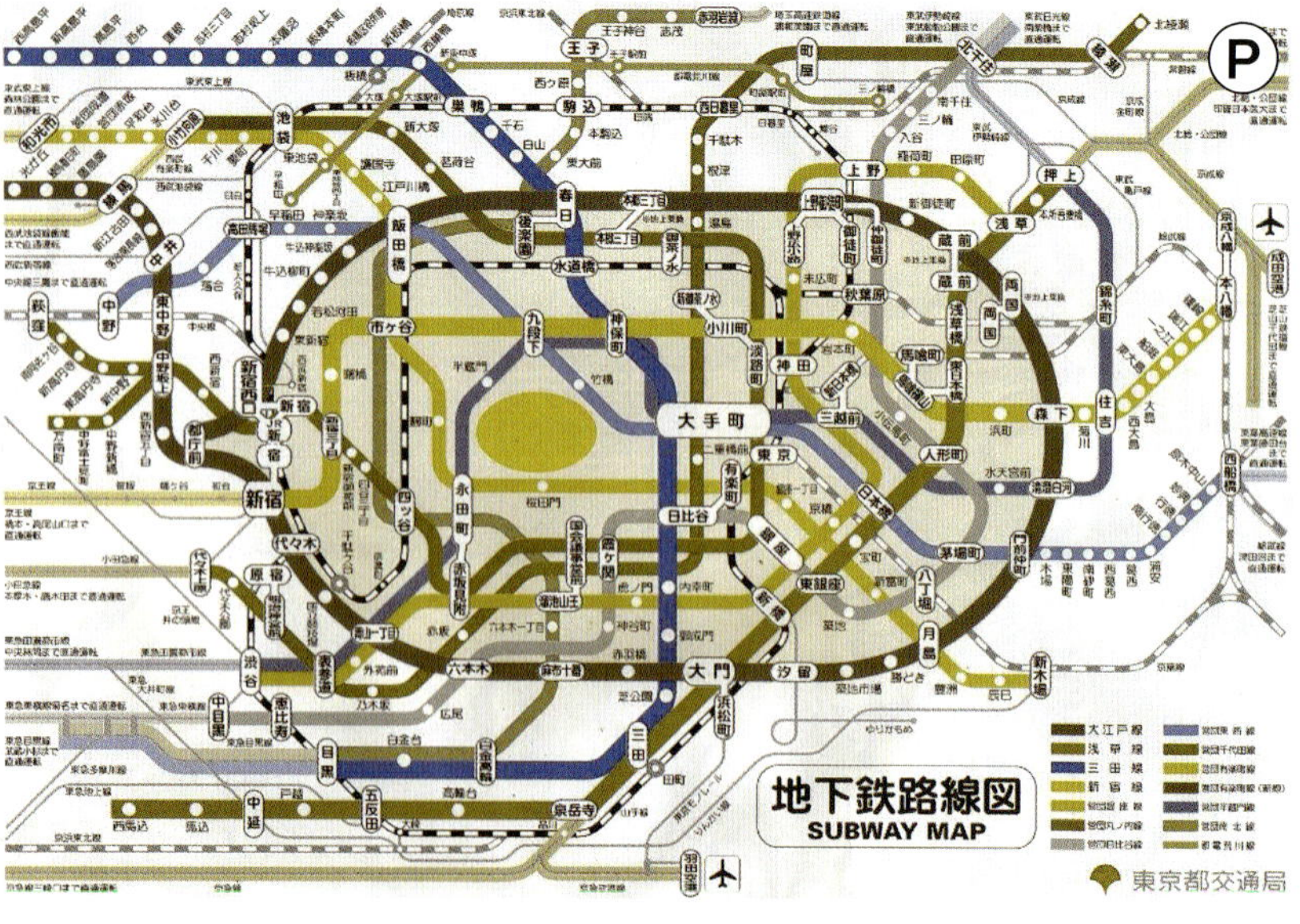

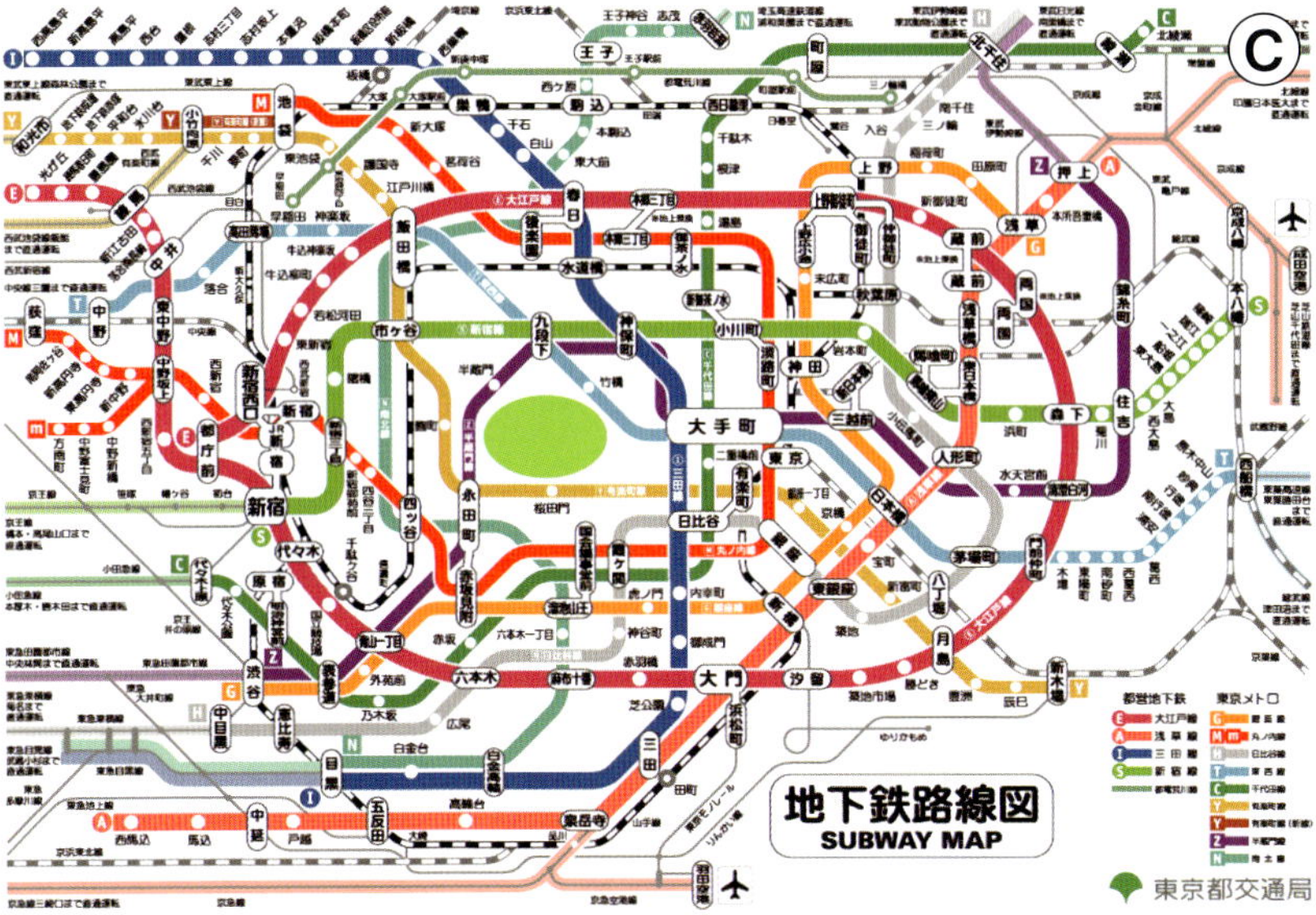

⬆2003年からのCUDに対応した路線図。路線名を線の中に書き込み、始点・終点・凡例に英字略号を追加、背景色を除去し、線に白フチをつけた。

CUD後

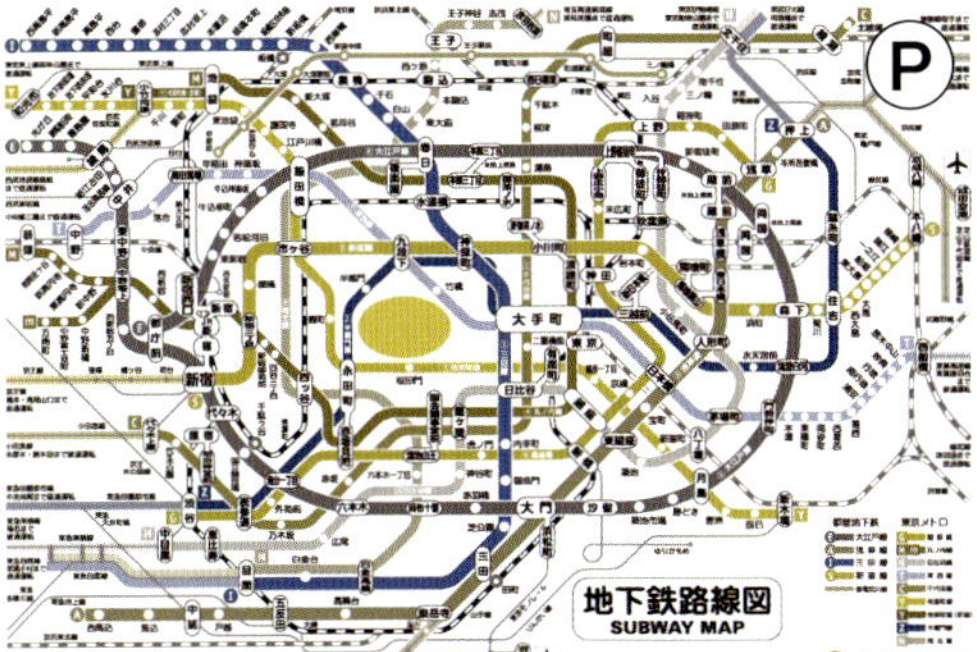

⬅これでかなり見やすくなった。

路線図提供：東京都交通局

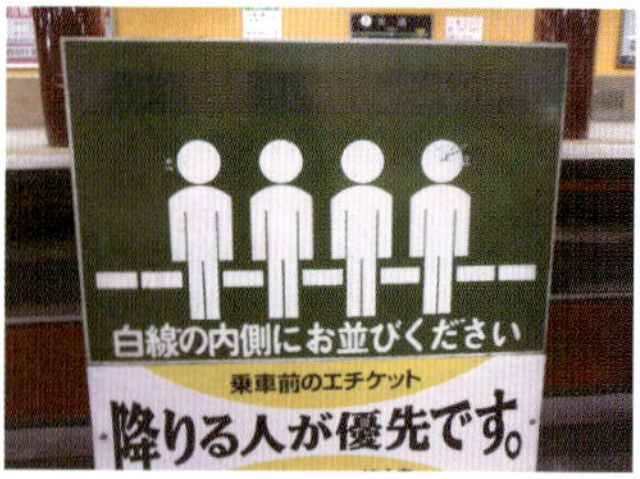

CUD 前

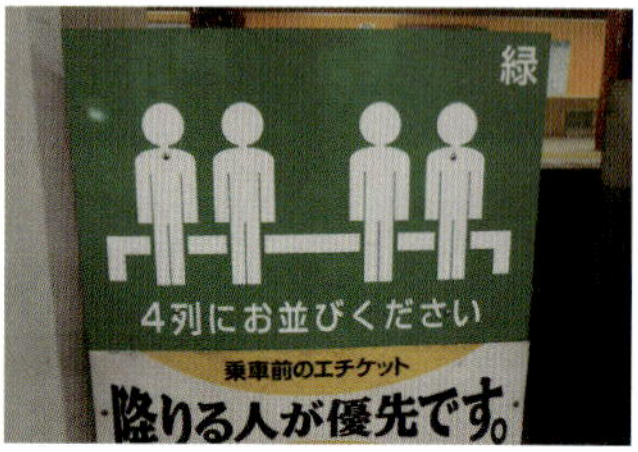

CUD 後（2008 年夏から）

写真提供：札幌市交通局

札幌市営地下鉄の改善例

ドアの位置に青と緑の二種類の看板があり、「緑の看板の前に四列に並んでお待ち下さい」とアナウンスが入るのですが、線路が暗いためP、D型の人は「どれが緑かな？」と迷います。右上に「緑」と書き加えられただけでとても助かります。簡単にできる改善例です。

※2012年に同一の車輛になり、この表示はなくなりました。

旭山動物園の案内図のCUD化

改善点を列挙します。これらの変更によってP、D型にはとても見やすくな

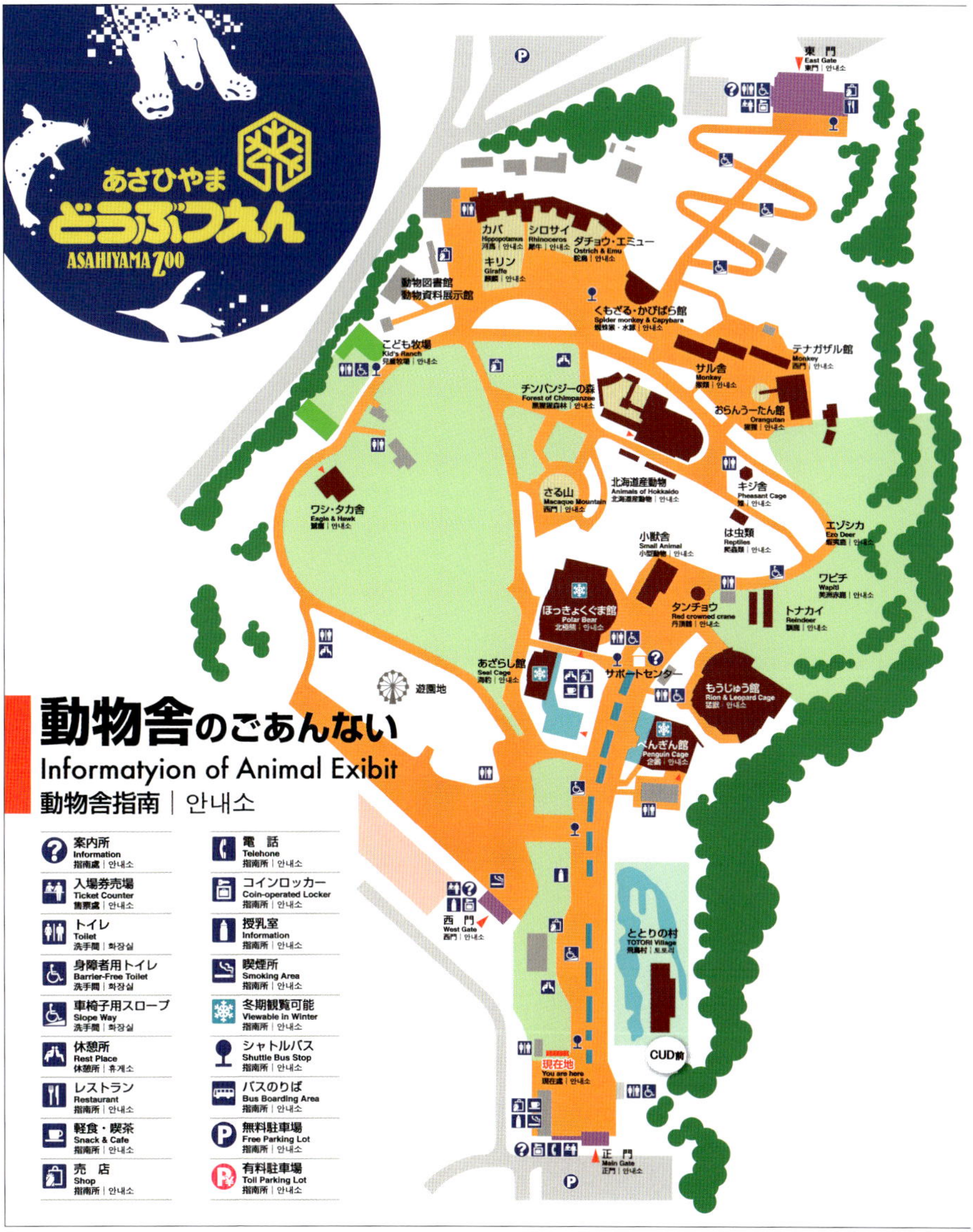

データ提供：旭川市、旭川デザイン協議会

CUD 前

りました。ところがC型にはそれほど変わったという印象がありません。色の見分けやすさの境い目が異なるのです。C型にとっても違和感がなく目立たないCUDの例です。

(1)赤を朱赤にしてP、D型にも「赤」と分かりやすい色にした。特に「現在地」の文字を大きく、さらに白抜きにして目立つようにした。
(2)周辺の緑を調整。P、D型にも「みどり」と認識しやすい色に変更。
(3)カバ、キリン、シロサイ、ダチョウ、エミューのスペースの色を調整。CUD前のものは敷地内の芝生部のうすみどりと混同する。黄色を強くすることでP、D型にも見分けやすくなった。
(4)建物と道路を区別するために建物に細く枠線を施した。
(5)文字と地の色が混ざりやすく読みにくいところは、文字の外側を別の色で囲って読みやすくした。
(6)バスの停留所のマークをバスの種類によって、色だけでなく形も変えて分かりやすくした。

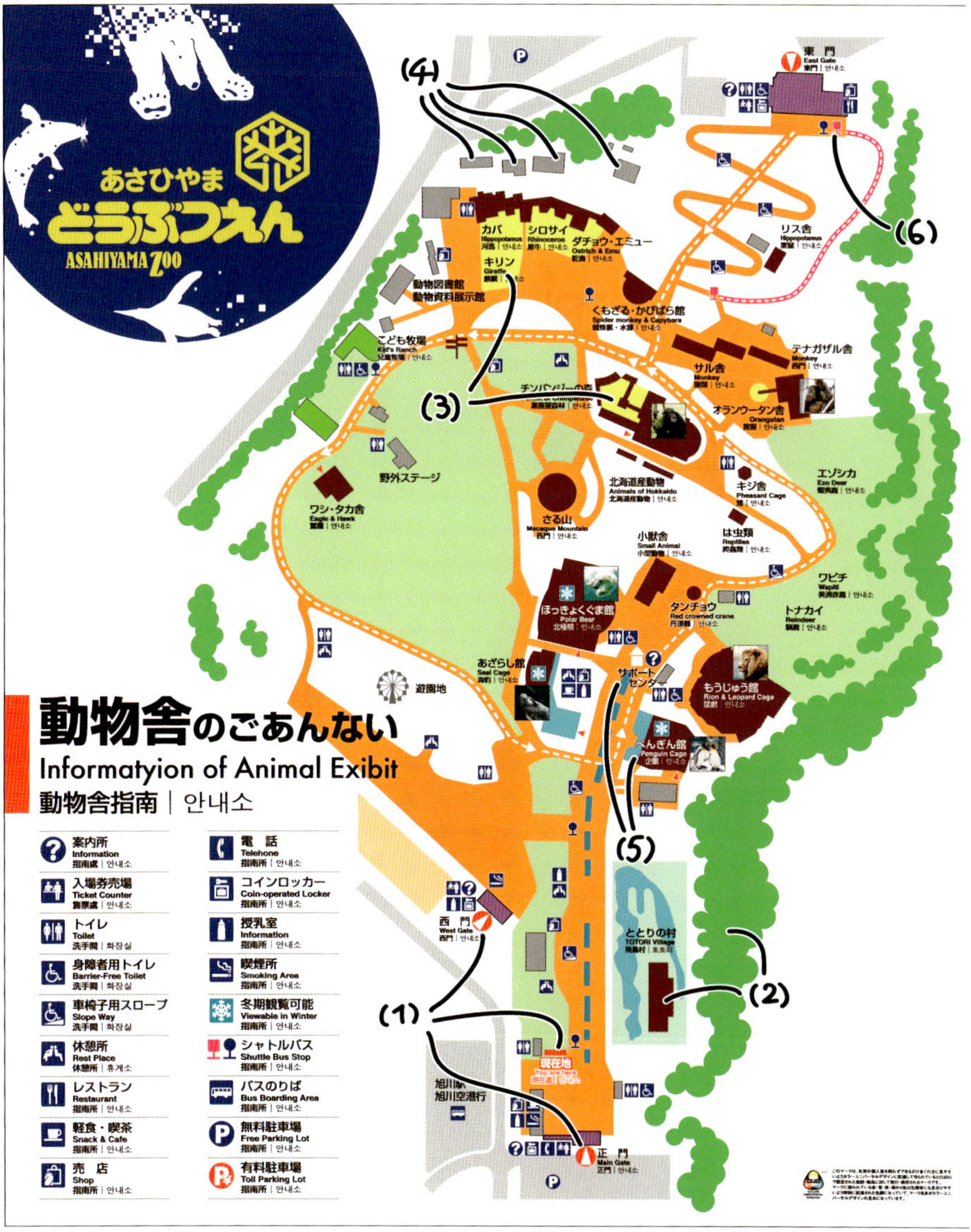

データ提供：旭川市、旭川デザイン協議会

CUD 後

見え方を知るために

色弱の人の見え方を知るのに役立つシミュレーションの道具やソフトウェアを紹介しましょう。北海道ＣＵＤＯのホームページに、以下のツールがまとめて載せてあります。ただし、これらのシミュレーションの道具は必ずしも色弱の見え方を完全に再現することはできません。それぞれのツールの特性を把握してお使い下さい。

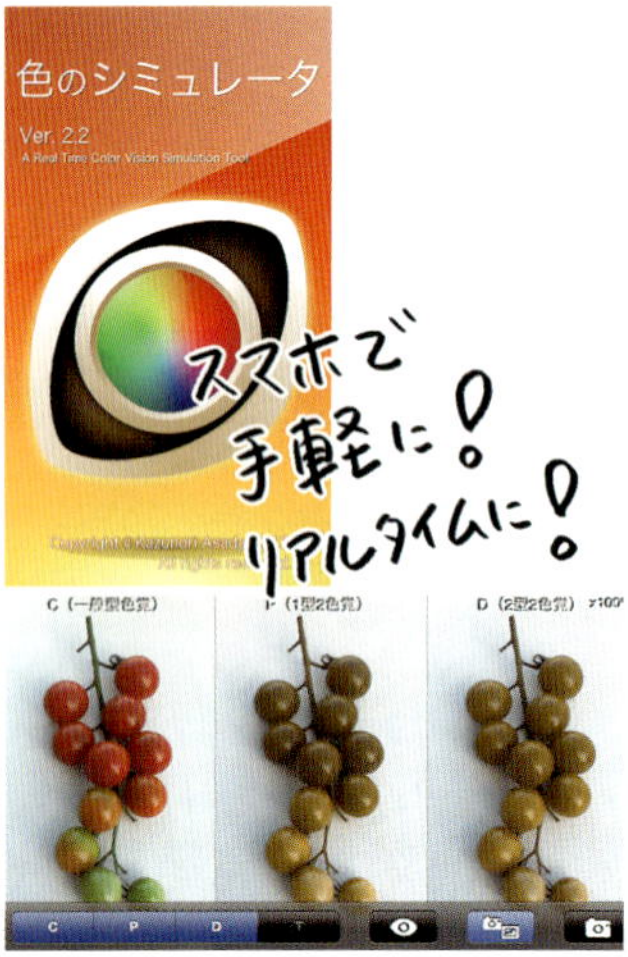

【スマートフォン用アプリ】（すべて無料）

スマートフォンの iPhone と Android や iPad などで使用できる色覚関連のアプリが無料で提供されています。

◎色のシミュレータ

iPhone/iPad/iPod/Androidの画面を通して、簡単にシミュレーション画像をリアルタイムに見ることができます。また、スライダーを動かす事で、簡易的に弱度のシミュレーションも可能です。その画像を保存することもできます。また、ウェブ版の「色のシミュレータ」もあります。開発：浅田一憲博士

◎色のめがね

iPhone/iPad/iPod画面に表示されるスライダーを動かすことで色が変化して、色弱者が混同しそうな色を見つけ出すソフトで、自分にあった細かい設定も可能です。例えば、色弱の人が見つけにくい緑の中の赤い花などを見つけることができたりします。色名も表示できます。開発：浅田一憲博士

◎色彩ヘルパー

iPhone・iPadのカメラを使い、色の名前を教えてくれるアプリで、色弱者が色を調べたりできるアプリです。表示される色名はJIS規格で定められた色名なので、正確に色を知り伝える事ができます。開発：西岡大祐氏

これら3つのアプリは、無料でダウンロードができます。携帯電話はいつも持ち歩くものですので、いつでもその場で簡単に使用する事ができ、大変便利です。

[Color Finder for Universal Design ― CFUD ―] 東洋インキ製造株式会社

デザイン上、複数の色を使いたい場合になるべく混同しない色を選び出すソフト

ウエアです。実際に印刷時に使用されるインキ色をイメージして、或いは色見本帳でそれを確認しながら配色することができ、画面上での配色が印刷時にズレてしまうことを防げます。このプログラムは無料で提供されています。

【UDingシミュレーター】東洋インキ製造株式会社

デザインに使用したい画、または自分がデザインした画に使われている色がどのように見られている可能性があるか確認できます。混同するおそれの高い部分を探索し表示する機能で問題がないかチェックし、問題がある場合はその部分の色を修正します。修正した画は保存できます。画の色づかいをチェックし、修正し、再度チェックする、という作業をこのプログラムは1回画像を取込むだけでおこなえるので、色づかいを修正する度ごとにシミュレーションソフトに画像を取込む作業が省けます。色によって何か情報を伝えるような画、例えば図表やグラフなどをチェックすると良いでしょう。このプログラムも無料で提供されています。

【VischeckJ】

画像解析ソフトウェア「ImageJ」とプラグインファイル「VischeckJ」を組み合わせることにより、強度の色弱シミュレーション画像を作成することができます。この2つのプログラムはjava言語で書かれているため、Windows、Macintosh、

Linux、いずれのパソコン環境でも使用することができます。またこの二つのプログラムも無料です。

【PlugX®-カラーUDパレット】株式会社地理情報開発（プラグエックス　カラーユーディーパレット）

adobe® Illustrator®用プラグイン。Illustrator上で作成されたアートワークに対して、P、D型・T型の３つの色覚パターンの見え方をIllustrator上でシミュレーションできます。また、配置された画像（psd/tiffなど）を含んだアートワークもシミュレーション可能です。（※リンク配置したeps画像はシミュレーションできません）ver.8/9/10/CS/CS2対応。Windows版、Mac版とも有償。

【バリアントール】伊藤光学工業株式会社＝CUD支援ツール認証品

色弱模擬フィルタ「バリアントール」は、色弱の人の色の見分けにくさを一般色覚者が疑似体験できる、世界初のメガネ型特殊フィルタです。パソコン等を使う従来のシミュレーションとは違い、手軽に簡単に誰でも疑似体験ができるという特徴があります。また「パンケーキ」というルーペ型のコンパクトなものもあります。ともにP・D複合型、P型、D型の三種類があります。

【色覚シミュレーションソフトウェアUniColor Pro】EIZO株式会社＝CUD支

援ツール認証品

カラーユニバーサルデザインを実践する際に、色弱の人の見え方をシミュレーション表示し、確認するための色覚シミュレーションソフトウェアです。対応するモニタとの組み合わせで、リアルタイムに色弱の見え方をシミュレーション表示することができます。作業効率は高いです。プロ用と言えるでしょう。

[Adobe Creative Suite Ver.4 以降] Abobe System Inc.

アメリカのアドビシステムズが二〇〇八年九月に発表したCreative Suites Ver. 4。それ以降は全てのPhotoshopとIllustratorにCUDOが技術協力したP型、D型の色覚に疑似変換するカラープルーフ機能が搭載されました。世界的なデザインツールの基本的な機能の一つとして採用され、多くのクリエイターさんたちが活用しています。

[CUDマーク]

色覚の個人差を問わずできるだけ多くの人に見やすいカラーユニバーサルデザインに配慮して作られたと、CUDOや北海道CUDOが認定した施設、製品に発行されるマークです。色弱の人にも見分けやすいように特別に配慮された色調で、マーク自体がカラーユニバーサルデザインの見本

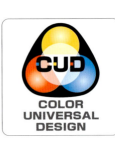

になっています。CUDマークのつけられている製品、出版物、施設は今も増え続けています。特に官公庁から出版される印刷物、施設のサイン、誰でも目にする案内板。教科書や学校で使用される参考資料などにもCUDに配慮されたものが多く見られる様になりました。皆さんもちょっと意識して探してみて下さい。きっと見つけることができると思います。

色覚検査のいろいろ

【仮性同色表】

石原式色覚検査表と一般的に呼ばれる検査表が有名です。一九一六年に徴兵検査専用の「色神検査表」が作られ、一九二一年に学校用色盲検査表第一版が出版されました。この検査表は義務教育での健康診断が二〇〇三年に廃止されるまで広く使われました。日本人のほとんどが「色弱」という言葉を知っているのはこのためです。軍医だった石原忍氏は「色盲者に不適当であるべき職業は、医師、薬剤師、陸軍現役将校、その他すべて色を取り扱う職業」としており、これが色弱の人の職業を大きく制限する原因となりました。石原式は精度が高く、弱度のP型・D型も

「色盲」と診断される誤用も発生し、過度に色弱の人の門戸を狭めたと思います。石原式の他に標準色覚検査表、東京医科大学式色覚検査表などがあります。東京医科大学の検査法にも石原式と同様に職業の制限が事細かに解説されていました。

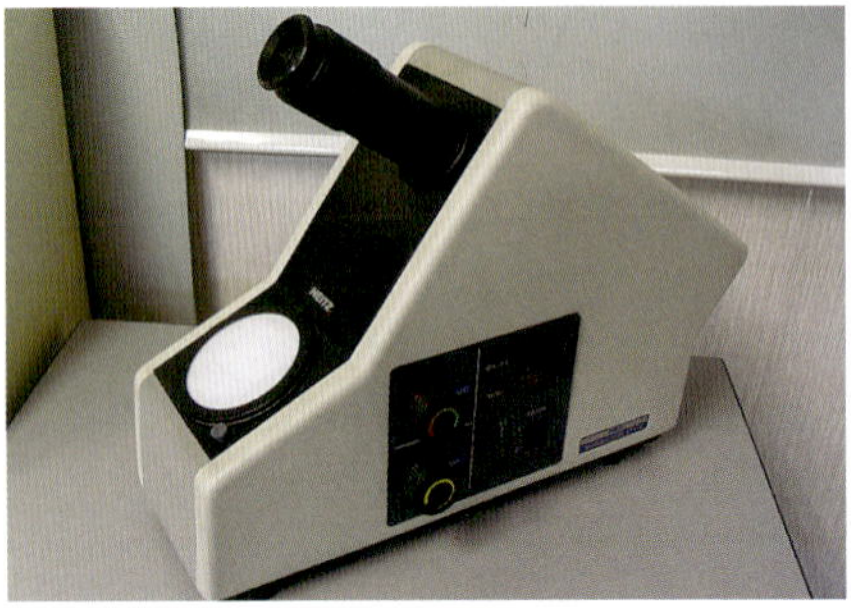
アノマロスコープ

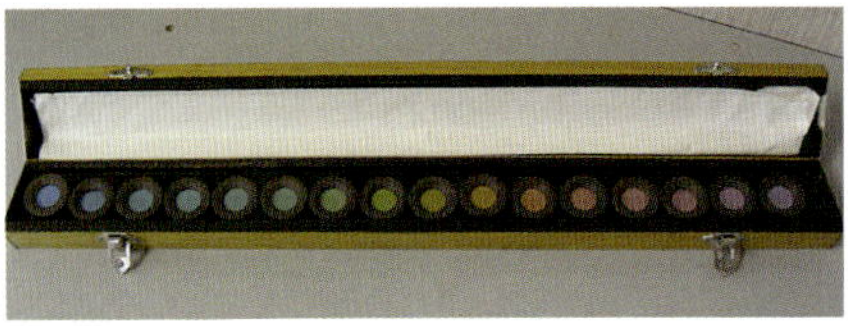
パネル D-15 テスト

【アノマロスコープ】

色覚のP型、D型の評価に使用されます。緑の光と赤の光を混ぜると黄色く見えます。黄色の波長の光を両目でのぞき込みながら同じく見えるように混合比をダイヤルで調整し、そのダイヤルの目盛りで診断するものです。P型とD型の場合、C型に比べて混合比がどちらかに偏る傾向があります。

【パネルD-15テスト】

連続した色相の十五個の丸いチップを、色が連続的に変化するように並べるものです。隣合わせに並べた色相を判断することによって、色弱の程度と色覚の種類を判断します。「C型と弱度のP型と弱度のD型」と「中程度から強度のP型と中程度から強度のD型」の2つのグループに分けるテストなので、弱度のP型・D型はC型と変わらない検査結果になることがあります。

【色覚精密検査】

石原式検査表、パネルD－15、アノマロスコープなどの複数の検査によって第1（P型）弱度、第2（D型）強度など、タイプと強度まで診断する検査を言います。

役立つ情報

以下の情報はいずれもインターネットで検索することができます。

【色覚に関する自治体の指針】

多数の自治体がカラーユニバーサルデザインを推進しています。

- 三島市　色覚バリアフリー指針
見やすい・わかりやすい行政資料等の作成をめざして
- 埼玉県　色覚バリアフリーガイドブック

多数の自治体で色に関する指針をまとめていて、それに基づいて印刷物・サインなどを制作するように指導しています。

最近のものとしては札幌市の「広報に関する色のガイドライン」、鳥取県の「カラーユニバーサルデザインガイドブック」、山梨県の「やまなしカラーユニバーサルデザインガイド」があります。

※2016年4月に施行の障害者差別解消法はユニバーサルデザインを大きく前進させる法律です。色弱の人も対象です。

【色弱に関するNPO法人や団体】

● NPO法人カラーユニバーサルデザイン機構（CUDO）

日本で最初に「カラーユニバーサルデザイン」という言葉を提唱し、あらゆる分野で色覚の多様性に配慮した社会実現のために活動しています。最新の情報を持っています。年間に約500件の検証（CUDマーク発行）、各種のコンサルティングや研究活動などの実績を積み上げています。最新の情報がホームページから発信されています。

● NPO法人北海道カラーユニバーサルデザイン機構（北海道CUDO）

CUDOと互いの情報を共有し、指導を受けている団体です。当初から会員組織を持ち、色弱の人、色弱の子を持つ親、デザイナー、色の専門家などの多様な集まりが特徴の団体です。隔年で大きなイベントを開催し、全国から集められたCUD認証品を展示したり、新たな提案をするなど活動しています。

●ぱすてる（色覚の問題を考えるボランティアグループ）

ぱすてるは色弱に関する先進的なグループで、色弱に関するさまざまな問題に正面から向き合ってきた歴史のある団体です。電話相談の窓口もあります。また各地で学習会も開催しています。進学・就職に関する情報もあります。

●日本色覚差別撤廃の会

色覚に関する社会の偏見や差別をなくそうと色弱の人やその家族、研究者、眼科医などが集まり一九九四年に結成されました。色覚についての誤解を解き、色弱の人の地位向上のために活動しています。

●NPO法人メディア・ユニバーサル・デザイン協会（MUD）

文字や色の使い方に配慮や工夫を加えることで、高齢者・障がい者・色弱の人など、誰もが使いやすく、見やすいメディアを提供することを目指しています。MUD教育検定、MUDコンペ、MUD認証など事業もしています。

【色弱とカラーユニバーサルデザインのことをよく知っている大学の先生】

● 伊藤　啓先生　東京大学分子細胞生物学研究所

● 岡部正隆先生　東京慈恵会医科大学解剖学講座

伊藤先生、岡部先生の論文：色盲の人にも分かるバリアフリープレゼンテーション法

【教育関連の資料】

色覚に関する指導の手引

● 旧文部省（平成元年＝1989年3月）版

文部省から出された資料。親切で盛りだくさんの内容です。色弱の基礎的な知識、児童・生徒を指導するときの心得など非常に事細かく書いてあります。内容的には少し古さを感じますが、色弱の方々に対しての温かい心遣いが感じられます。

色覚に関する指導の資料

● 文部科学省（平成15年＝2003年5月）版

文部科学省から出された資料。平成15年に色弱の検査が健康診断から撤廃された際に配られた資料です。色弱の児童や生徒が見やすい色の使い方など、どちらかと言えばハウツーが盛り込まれています。いずれもインターネットを検索

すると見つけることができます。

【雇用関連の資料】

- 日本障害者雇用促進協会＝現高齢・障害・求職者雇用支援機構「色覚異常者の職業上の諸問題に関する調査研究」（一九九五年）

色覚に関する本

さまざまな本が出版されています。この本も以下の文献を参考にしました。中には品切れで手に入らないものもあります。

- 原案：CUDO　コミック：福井若恵　監修：岡部正隆『色弱の子どもがわかる本〜コミックQ&A』かもがわ出版
- 高柳泰世著『つくられた障害「色盲」』朝日新聞社
http://www.shikikaku.com/wp-content/uploads/2015/02/tsukurareta.pdf
- 高柳泰世著『たたかえ！　色覚異常者』主婦の友社
- 高柳泰世・金子隆芳共著『色覚異常に配慮した色づかいの手引き（色彩バリアフリーマニュアル）』ぱすてる書房

●日本色覚差別撤廃の会編著『色覚異常は障害ではない』高文研
●尾家宏昭・伊藤善規著『知っていますか？　色覚問題と人権一問一答』解放出版社
●小林裕美子著「美大デビュー2」ポプラ社
●NPO法人カラーユニバーサルデザイン機構（CUDO）著「カラーユニバーサルデザイン」ハート出版
●伊賀公一著「色弱が世界を変える～カラーユニバーサルデザイン最前線」太田出版
●彼方 始・カラーユニバーサルデザイン機構（CUDO）著「考えよう学校のカラーユニバーサルデザイン」教育出版
●中山れいこ著、伊藤啓監修「このいろなあに　はなといきもの　色覚バリアフリーえほん」㈱少年写真新聞社
●金子隆芳著「色の科学　その心理と生理と物理」朝倉書店
●大田登著「色彩工学」東京電機大学出版局
●日本色彩学会編著「色彩科学事典」朝倉書店
●宮本敏夫著「脳のはたらき　知覚と錯覚」ナツメ社
●河村正二著「サルの色覚が教えてくれること」日経サイエンス2006年10月号

●川上元郎・児玉晃・富家直・大田登編集「色彩の事典」朝倉書店
●オリヴァー・サックス著、大庭紀雄・春日井晶子訳「色のない島へ　脳神経科医のミクロネシア探訪記」早川書房
●Newton　2015年3月号～色と光の科学～㈱ニュートンプレス
●Newton　2015年12月号～色覚のしくみ～㈱ニュートンプレス

あとがき

色弱の遺伝子に感謝

二〇〇七年末、北海道ＣＵＤＯの忘年会で締めの乾杯の挨拶を突然振られた私は酔っぱらっていました。この年、素晴らしい仲間と素晴らしい活動を進めて来られたことで気持ちよく飲んでいたのです。その時にふと出てきた言葉が「色弱で良かったかも」でした。

私が色弱であり、デザインの仕事をさせていただき、さらに描いた絵が「ユニークな色づかい」だと言われ、そして、色弱の話をさせてもらい、さまざまな方々に「ありがとう」と言ってもらえる。不思議に感じられるかもしれませんが、こんなしあわせなことがあるのかなと思った瞬間です。昔は嫌だったおじいちゃんから受け継いだ色弱の遺伝子。今ではその遺伝子が嫌いではありません。むしろ感謝しています。

最初にこの本が出たのは二〇〇八年の秋でした。それから七年半が経ちました。色弱のお子さんを持つお母様から「この本に救われました。我が家のバイブルです」とのお言葉をいただいたり、色弱のご本人からの葉書で「涙が出ました。孫もエンジニアの道に進めそうだと分かりうれしいです」などなど大きな反響をいただきました。本当に有り難いことです。

さらに、以前私と同じ会社に勤め、その後会社を興され、今では研究者として活躍されている浅田一憲博士から「栗田さんの本を読んだんだけど、色弱の人に役立つような何かができないかな？」というご相談をいただき、結果として「色のめがね」と「色のシミュレータ」という、スマホ用の素晴らしいアプリが世の中に出ました。私は専門家を紹介しただけなのですが、この本をきっかけにして起きた素敵な出来事です。浅田博士にはまえがきに書いた「色覚チャレンジ！」のプログラム開発もしていただきました。

この本を一番読んでいただきたいのは、色弱のお子さんをお持ちのお母さんです。そして「もっと知りたい人へ」は、お父さんに読んでいただきたいと思いました。また養護の先生・担任の先生には是非とも読んでいただきたいです。

たくさんの方々のおかげでこの本が世の中に出ていきます。東京のCUDOのメンバーの方々、伊藤先生、岡部先生、武者さん、田中さん、伊賀さん。浅田博士。カラーユニバーサルデザインに賛同して素晴らしい製品や出版物を出されている各企業の方々、そして北海道CUDOの会長の徳中五郎さん、谷越さん、徳中康弘さん、理事の皆さん、会員の皆さん。道新の山本さん、大口さん、加藤さん、菊地さん、デザインをしてくれた江畑さん。そして、私をいつも支えてくれている妻照美と四人の子供たち、直子、とも子、悠平、みち子。兄の晴樹、佳樹、いとこの元君、この本の韓国語版出版に尽力してくれたいとこの今井久美雄ちゃん。最後に貴重なP型弱度の色弱の遺伝子を私に受け継いでくれた先祖とおじいちゃん、特に母恭子に感謝。ありがとうございました。

2016・3・15

栗田正樹

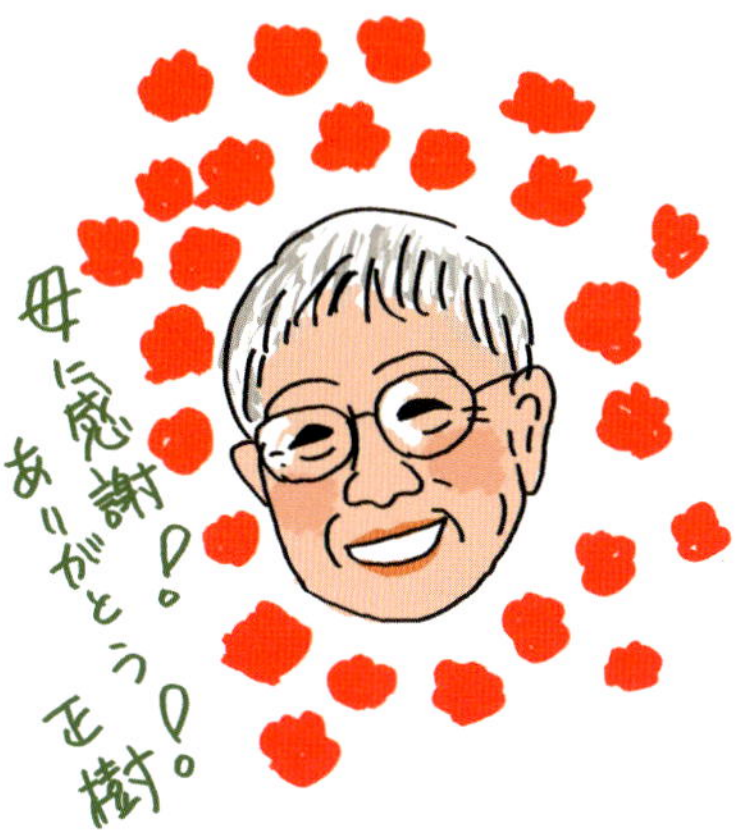

著者略歴

栗田正樹（くりた・まさき）

1953年、茨城県古河市生まれ。札幌市在住。北海道大学工学部金属工学科卒、早稲田大学理工学部建築学科卒、同大学院修了。設計事務所、IT企業、CG制作会社などを経て有限会社ソノーク設立。NPO法人北海道CUDO副理事長。CG制作、建築設計、ウェブ・オブジェ・装飾品・ロゴなどのデザインや絵画制作、アニメ・ゲームの美術設定を手がける。北海道工業大学客員教授。足立育朗編著「真　地球の歴史」PHP研究所刊の絵を担当。95年以降、全国で個展を開く。受賞歴に96年、目黒雅叙園アートプライズ大賞など。色覚はP型弱度。

監修者略歴

岡部正隆（おかべ・まさたか）

1969年東京都生まれ。東京慈恵会医科大学教授（解剖学講座）、NPO法人カラーユニバーサルデザイン機構監事。東京慈恵会医科大学医学部医学科卒業、同大学大学院医学研究科博士課程修了。国立遺伝学研究所助手（発生遺伝研究部門）、ロンドン大学キングスカレッジMRC発生神経生物学研究センター客員講師などを経て2007年から現職。色覚はP型強度。

［増補改訂版］
色弱の子を持つすべての人へ　20人にひとりの遺伝子

２０１６年　５月13日　第１刷発行
２０１８年　１月27日　第２刷発行

著　者　栗田 正樹
発行者　鶴井 亨
発行所　北海道新聞社
〒０６０・８７１１ 札幌市中央区大通西３丁目６
事業局出版センター
（編集）電話０１１・２１０・５７４２
（営業）電話０１１・２１０・５７４４
http://shop.hokkaido-np.co.jp/book/

印　刷　株式会社アイワード

ブックデザイン　江畑 菜恵［es-design］
ＤＴＰ　有限会社かりん舎

ISBN978-4-89453-827-6